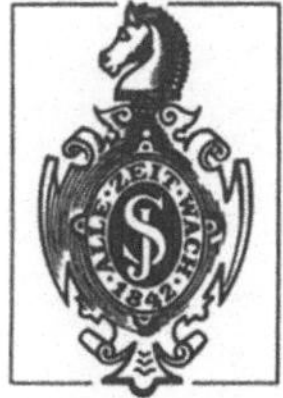

Kompendium der koronaren Herzkrankheit

Ergänzt mit Antworten auf Fragen
zu den einzelnen Themen

Zusammengestellt und bearbeitet von F. Sesto

Geleitwort von U. K. Lindner

Mit 18 Abbildungen

Springer-Verlag
Berlin Heidelberg New York London Paris Tokyo

Dr. Fred Sesto
Hauptstraße 26

D-6719 Carlsberg 2

ISBN-13: 978-3-540-50372-9   e-ISBN-13: 978-3-642-74143-2
DOI: 10.1007/978-3-642-74143-2

Satz und Druck: Zechner, Speyer; Einband: J. Schäffer, Grünstadt
2119/3140-5 4 3 2 1 0 – Gedruckt auf säurefreiem Papier

Geleitwort

Die Stellung der Diagnose „koronare Herzkrankheit" sollte möglichst frühzeitig in der Praxis erfolgen. Die sichtbaren und populären Erfolge der Kardiologie weisen auf die Entschlüsselung metabolischer Vorgänge und biophysikalischer Zusammenhänge hin. Der Arzt vor Ort ist aufgefordert, rasch, richtig und prospektiv, nicht nur hinsichtlich der zukünftigen Lebenslänge, sondern auch der zu erhaltenden Lebensqualität Entscheidungen zu treffen. Das Verständnis der KHK – Einblick in pathologische Funktion und Morphologie, Kenntnis der Bedeutung gegenregulatorischer Maßnahmen auf der Ebene umschriebener Stenosen, kardialer Hämodynamik oder zirkulatorisch (Funktionen der Kammerfüllung und -perfusion bzw. der sich der Herzarbeit entgegensetzender Widerstände) – scheint durch eine Flut kompetenter Aufsätze, Studienergebnisse und orientierender Artikel gesichert zu sein. Hinzu kommen aktuelle Kongreßnachrichten und informierende „Bulletins". Das Datenmaterial wird aus den Laboratorien kardialer Katheterdiagnostik in das Sprechzimmer des Hausarztes transferiert. Hier stellen sich die Anforderungen an

1) die zu sichernde Diagnose gegenüber den Verdachtssymptomen,
2) die Entlastung oder zumindest Stabilisierung des Krankheitsbildes (Reduzierung der Angina-pectoris-Valenz und Verhinderung einer „stummen" Progredienz) durch gezieltes therapeutisches Handeln und
3) einen differenzierten therapeutischen Einsatz hinsichtlich der mit der KHK verknüpften Risikobilder, wie begleitende Herzinsuffizienz, Hypertonie, Arrhythmien und Stoffwechselstörungen.

Die bekannten „*Sesto-Kompendien*" über Arrhythmien und die koronare Herzkrankheit haben ihren Wert für den Hausarzt durch ihre Beliebtheit und eine entsprechend große Nachfrage bewiesen. Sie stellen jenen Brückenschlag zwischen Klinik und Praxis dar, der durch das Studium fachkompetenter Literatur allein nicht vollzogen werden kann. Das Zusammenspiel von Lernen und Rekapitulieren des Erlernten erhöht faktisch den „Wirkungsgrad" der Erinnerung und ermöglicht die praktikable Anwendung aktueller Erkenntnisse. Sesto verdeutlicht die diagnostisch-methodischen Schwierigkeiten beim Zugang zur KHK; gerade die Beschreibung der „stummen Myokardischämie", die sich nur in geringer Sensitivität ergometrisch oder langzeitelektrokardiographisch beweisen läßt, wird zum kritischen Mittelpunkt.

Die „moderne" kardiologische Terminologie der „fixierten" und „dynamischen" Koronarsklerose, der „inneren" und „äußeren" Herzarbeit oder des „kritischen" Stenosegrades verbessern das Verständnis der differentialtherapeutischen Problemstellung. Nitrate, Kalziumantagonisten und β-Blocker werden kritisch beleuchtet, ihre Kombination im Sinn pathophysiologischer Wechselwirkung beschrieben. Analyse und Didaktik machen dieses Kompendium nicht nur zu einem Studienerlebnis, sondern auch zu einem nützlichen Handbuch, das dem engagierten Arzt in den problematischen Fällen des kardiologischen Alltags zur Seite steht.

Brigachtal, im Oktober 1988 *Udo K. Lindner*

Inhaltsverzeichnis

VIII

Pathologie der Koronararterien

Koronarsklerose

Die Bezeichnung „Koronararteriensklerose" gibt wörtlich übersetzt nur die Tastqualität einer Verhärtung der Koronararterien wieder. Der Begriff ist eine grobe Vereinfachung der außerordentlich mannigfaltigen Morphologie. Hinsichtlich der Form unterscheidet man kurz- und langstreckige Stenosen, rein exzentrische, überwiegend exzentrische, konzentrische sowie glatt begrenzte und unregelmäßig konfigurierte Einengungen des Gefäßlumens. In ihrer Tastqualität können die Ablagerungen (Plaques) sowohl hart sein als auch weiche Beete aufweisen. Die Erklärung für diese unterschiedlichen Befunde liefern die histologischen Untersuchungen.

Als mögliche erste Frühveränderungen werden von einigen Autoren Lipideinlagerungen in der Intima angenommen, die gegebenenfalls rückbildungsfähig sind. Andere Forscher halten das zellfreie Intimaödem (Intimaschwellung) für die Frühform der Kornorarsklerose und darüber hinaus für einen möglichen Auslöser des plötzlichen Herztodes bei jungen Menschen. Angloamerikanische Autoren vermuten wiederum in der feinen Parietalthrombose nach Endothelschaden die mögliche Vorstufe der Koronarsklerose.

Bei exzentrisch gelagerten Stenosen enthalten die Einlagerungen eine Deckplatte aus Lipoproteiden, fein verteilte Fettmassen und Cholesterinkristalle in einer proteinreichen Matrix (Abb. 1). Solche Herde nennt man wegen ihrer weichen breiigen Beschaffenheit Atherome. Dieser amorphe Atherombrei kann im Lauf der Zeit kalzifizieren. Man spricht dann von einer Kalzinose.

Konzentrisch feste röhrenförmige Stenosen weisen eine Anreicherung von kollagenen Fasern in der Intima auf und führen daher zu einer Fibrosierung der Gefäßwand (Abb. 2).

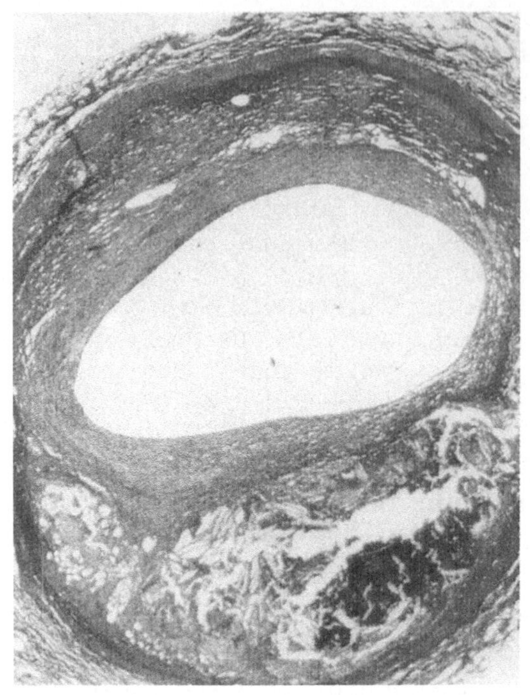

Abb. 1. Exzentrische Stenose mit relativ dicker bindegewebiger Deckplatte, eingelagerten Cholesterinkristallen und weitgehend erhaltener glatter Muskulatur. (Aus [59])

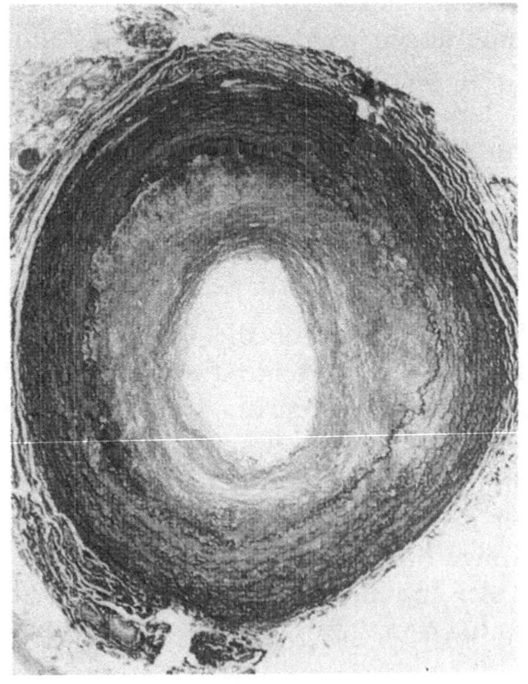

Abb. 2. Konzentrische Stenose eines Koronararterienastes. (Aus [59])

Versucht man die Vielfalt der histologischen Befunde der Koronarsklerose in der Humanpathologie mit den Tiermodellversuchen zur Induktion der Arteriosklerose einigermaßen in Einklang zu bringen, so ergeben sich 3 Grundtheorien der formalen Pathogenese der Koronarsklerose:

- Inkorporationstheorie,
- Infiltrationstheorie,
- Proliferationstheorie.

So wie es für die Arteriosklerose nicht eine einzige Ursache gibt, so ist auch die Pathogenese der Koronarsklerose ein multifaktorielles Geschehen. Die verschiedensten sklerogenen Noxen können an verschiedenen Stellen angreifen. Sie wirken über die Zusammensetzung des Blutes, sie beeinflussen die Hämodynamik und Blutgerinnung, und sie greifen an verschiedenen Stellen die Gefäßwand an. Die 3 Faktoren Blut, Hämodynamik und Gefäßwand kann man nicht trennen, denn sie bilden ein zusammenhängendes und sich gegenseitig beeinflussendes dynamisches System. Nur so kann man die Worte des Pathologen M. Stolte verstehen: „..., daß es zur Pathogenese der Koronarsklerose so viele Hypothesen wie Forscher auf diesem Gebiet gibt" ([59], S. 57–65).

Ätiologie der Koronarsklerose

Der Versuch, eine Korrelation zwischen der Morphologie der Koronarsklerose und den Risikofaktoren zu definieren, stößt auf Schwierigkeiten. Dies liegt nicht nur am Eigenleben der Koronarsklerose, an der möglichen Selbstperpetuierung und an sekundären Veränderungen, die durch den Aufbau des initialen Herdes vorprogrammiert sind, sondern das mag auch daran liegen, daß der Kardiologe heute mehr dazu neigt, dem Pathologen exakte Daten über den koronarangiographischen Befund als über die Lebensweise des Patienten mitzuteilen. Sicher spielt hier auch die Tatsache eine Rolle, daß der Patient seine wahren „Sünden" in der Lebensweise häufig gerne verschweigt. Trotzdem können Untersuchungsergebnisse weltweiter Studien die Richtigkeit der Risikofaktorentheorie nachweisen. Als statistisch gesichert gelten folgende Risikofaktoren: Zigarettenrauchen, Hypercholesterinämie sowie andere Hyperlipoproteinämien (d. h. falsche Ernährung), Bewegungsarmut, arterielle Hypertonie, Hyperurikämie, Diabetes mellitus und psychosozialer Streß (Abb. 3).

Eine besondere Bedeutung wird heute der Lipoproteinämie zuge-messen. Die Lipoproteinforschung hat in neuerer Zeit durch differen-zierte Aufgliederung dieser heterogenen Stoffe neue Ansätze für die „Fettheorie" der Arteriosklerose erbracht. Je nach Dichte werden die Lipoproteine aufgeteilt in:

– "high density lipoproteins",
– "intermediate density lipoproteins",
– "low density lipoproteins",
– "very low density lipoproteins."

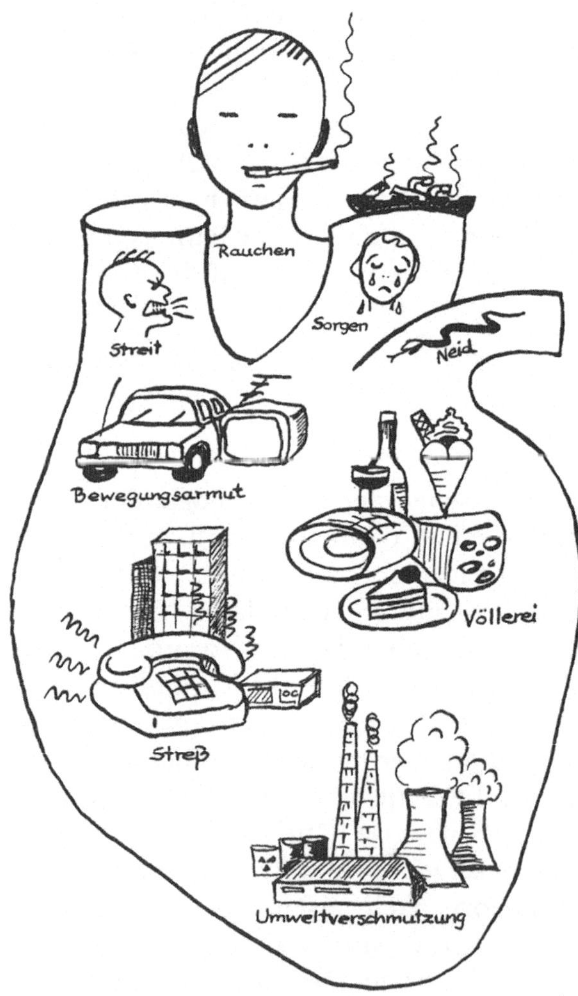

Abb. 3. Risikofaktoren

Die Aufnahme von Cholesterin in die Zellen, einschließlich der Zellen der Arterienwände, wo Cholesterin zur Regeneration der Membransysteme gebraucht wird, erfolgt über die LDL. Der Abtransport des unveresterten Cholesterins erfolgt über die HDL. Ein genetisch, metabolisch oder durch falsche Ernährung induziertes Zuviel an LDL und ein Zuwenig an HDL durch kalorienreiche Ernährung, Bewegungsarmut oder Rauchen können zu einer lokalen Anhäufung von freiem Cholesterin führen. Dem häufig zu hörenden Argument: „Früher haben Schwerarbeiter Sonderrationen von Speck, Schmalz und Butter bekommen und nie einen Herzinfarkt erlitten" muß entgegengehalten werden: „Die fettreiche Ernährung ist geblieben, aber aus dem Schwerarbeiter ist ein sitzender und autofahrender Mensch geworden, der in seiner bewegungsarmen Freizeit noch mehr Genußmittel konsumiert als zu früheren Zeiten." Gelegentliche Wanderungen oder physische Belastungen zum Wochenende oder in der Urlaubszeit können auch nicht das Mißverhältnis in der Kalorienbilanz ad hoc beseitigen.

Getrennt zu betrachten sind:

- die familiäre Hypercholesterinämie, die schon im Kindesalter zur Arteriosklerosa führt und
- die Fütterungsarteriosklerose im Tierexperiment.

Infarktauslöser

Zweifellos führen Thromben häufig zu einem Gefäßverschluß und damit zur Ausbildung eines Myokardinfarks. Die Entstehung einer ischämischen Herzmuskelnekrose ist jedoch nicht immer ein rein einseitiges „Wasserleitungsproblem", sie ist häufig Folge eines Zusammenspiels mehrerer morphologischer, dynamischer und funktionell pathophysiologischer Faktoren. Hierfür sprechen Befunde nachgewiesener großer transmuraler Myokardinfarkte, ohne daß ein Verschluß bei der Obduktion festzustellen war.

Geht man vom Waage-Modell des Gleichgewichts von O_2-Angebot und O_2-Verbrauch aus, ist bei *normaler* Koronarreserve die Angebotsseite gegenüber der Verbrauchsseite erheblich größer. Somit stellt sich die Frage, wann die Gefahr besteht, daß diese Waage entweder plötzlich oder langsam aus dem Gleichgewicht kommt. Das ist der Fall, wenn eine Verminderung des O_2-Angebots und/oder eine Erhöhung des O_2-Bedarfs vorliegt. Das Angebot ist jedoch abhängig von der Koronardurchblutung und der intrakardialen Blutverteilung.

Der O_2-Bedarf wird beeinflußt von der Herzfrequenz, der Dauer der Systole, der Wandspannung, der Kontraktilität und dem systolischen Ventrikeldruck. An der Angebotsseite ist die Koronarperfusion von der Blutviskosität, vom diastolischen Perfusionsdruck in der Aorta und vom Gefäßwiderstand abhängig. Letzterer wird von Metaboliten des intramyokardialen Stoffwechsels, von Nerven, Hormonen und besonders vom Ausmaß der Koronarsklerose bestimmt.

Die intramyokardiale Blutverteilung wird bei erhöhtem extravasalem Widerstand gegen die Koronarperfusion zugunsten der Versorgung der subendokardialen Durchblutung beeinflußt. Eine lange Systolendauer, ein hoher intramyokardialer Druck und ein hoher diastolischer Ventrikeldruck sind die Faktoren, die diesen extravasalen Widerstand erhöhen.

Auf der Bedarfsseite ist die Wandspannung vom intramyokardialen Druck, dem Ventrikelvolumen, dem diastolischen Ventrikeldruck und der Wanddicke abhängig.

Reduziert man diese pathophysiologischen Bestimmungsfaktoren der O_2-Bilanz auf die wesentlichen Faktoren, die das Angebot verringern und den Bedarf erhöhen können, ergibt sich aus klinischer Sicht eine Variationsskala der Ursachen, wie sie in Abb. 8 und 9 (s. S. 21) aufgeführt sind.

Verläßt man das pathologische Waagemodell, setzt an dessen Stelle den Begriff „Koronardruchblutung" und stellt die pathologisch-anatomischen Befunde zusammen, die zu einer Erhöhung der Blutviskosität und des Widerstands einerseits und zu einer Verminderung des Perfusionsdrucks andererseits führen, so zeigt sich, daß zwar die Koronarsklerosa der häufigste pathogenetische Faktor der myokardialen Durchblutung ist, daß aber daneben auch eine Menge von anderen morphologisch faßbaren Befunden eine wichtige Rolle spielen können (Abb. 4).. Hierzu kommt, daß bei stenosierender Koronarsklerose auch ein Faktor eine Rolle spielt, für den in der Pathologie kein morphologisches Substrat vorliegt: die dem Herzen abverlangte Leistung. Durch physische oder psychische Belastung kann die Waage an der Bedarfsseite belastet werden. Infolge des Mißverhältnisses zwischen Angebot und Bedarf nimmt die Kontraktilität des Myokards ab, und als Folge davon steigen Füllungsvolumen und Füllungsdruck des

6

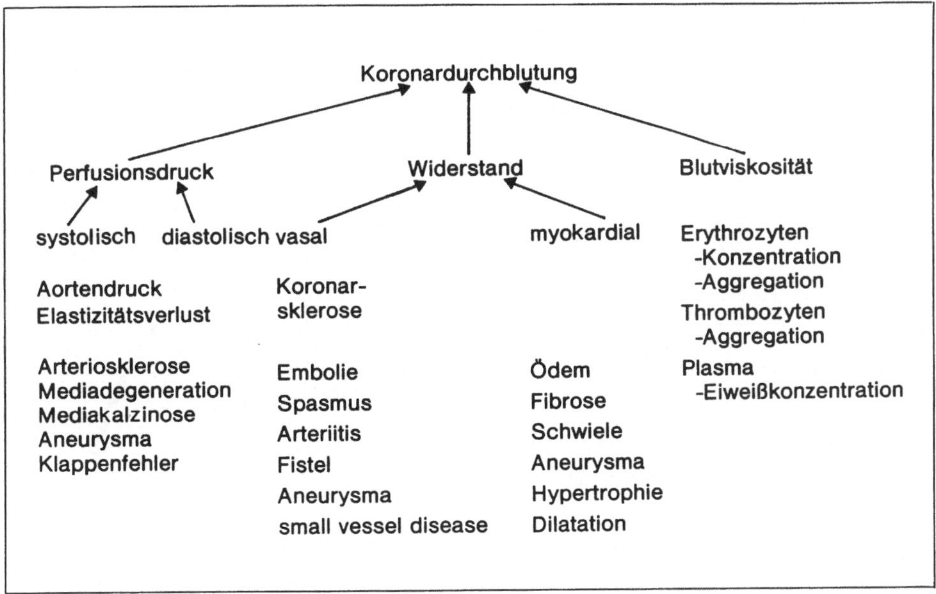

Abb. 4. (Aus [59])

Ventrikels an. Die dadurch erhöhte Wandspannung steigert den O_2-Bedarf und erhöht den extrakoronaren Widerstand gegen die Koronarperfusion, wodurch sich der Circulus vitiosus schließt (Abb. 5; [59], S. 76).

Folgen der Koronarinsuffizienz

Neben den bekannten klinischen Bildern der Koronarinsuffizienz, wie stenokardische Beschwerden, Anginaanfälle usw., führt die Koronarinsuffizienz, besonders bei körperlicher oder psychischer Belastung zur funktionellen Kontraktionsinsuffizienz des linken Ventrikels oder bestimmter koronarer Versorgungsareale, zu Herzmuskelnekrosen mit anschließender Bildung narbiger Schwielen, d. h. zu morphologisch fixierten Kontraktionsstörungen des linken Ventrikels.

Im Subendokardium des Versorgungsareals eines oder mehrerer stenosierter Koronararterien oder in der Innenschicht des linken Ventrikels findet man neben einer Linkshypertrophie feine fleckförmige oder disseminierte Nekrosen bzw. Schwielen. Man spricht dann von

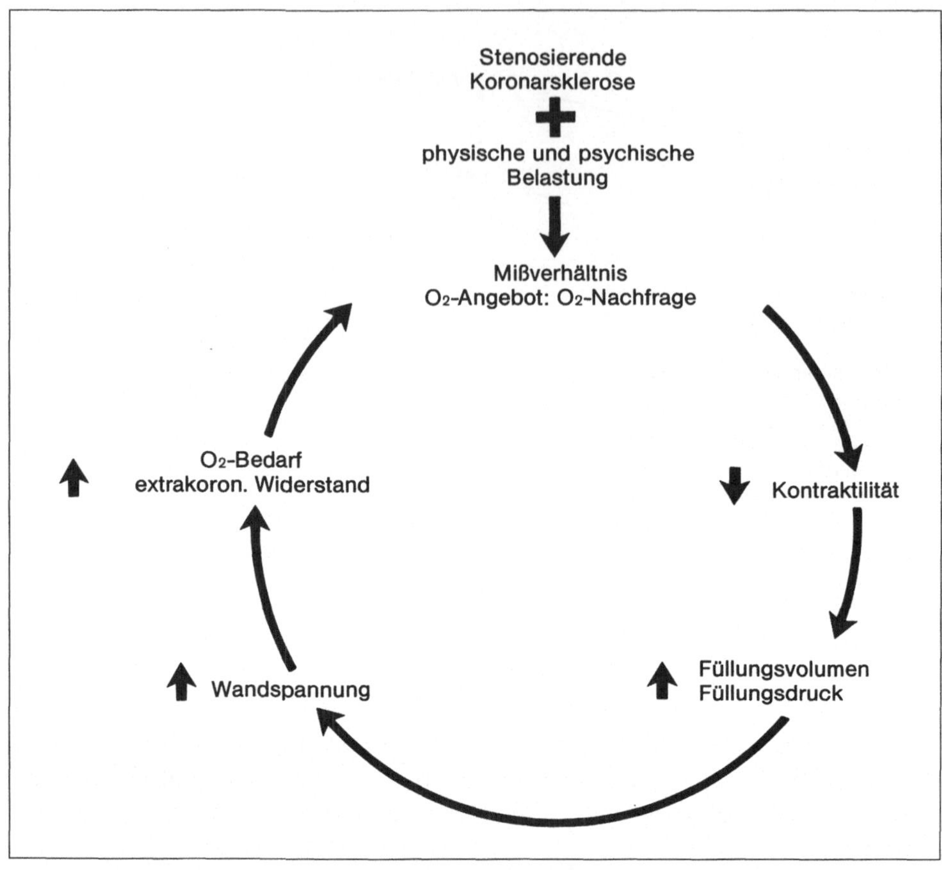

Abb. 5. Circulus vitiosus der Koronarinsuffizienz bei stenosierender Koronarsklerose unter Belastung. (Aus [59])

„Innenschichtschäden". Wenn man jedoch Infarkte nicht nur als transmurale, durch Koronarokklusion bedingte Nekrosen definiert, sondern alle durch absolute oder relative Koronarinsuffizienz induzierte Nekrosen und Schwielen wegen des grundsätzlich gleichen Mechanismus der Morphogenese als Infarkte ansieht, so müssen auch die sog. Innenschichtschäden als Myokardinfarkte betrachtet werden. Nach bisherigen vielseitigen und vielzähligen Untersuchungsergebnissen überwiegt der klassische große Myokardinfarkt als Folge der Okklusion eines großen extramuralen Koronargefäßes ([59], S. 77).

Fragen und Antworten
zur Pathologie der Koronararterien

In Fachkreisen ist diese Frage noch immer umstritten. Für die Ansicht, daß Thromben *auch* Folge einer Gefäßokklusion sein können, sprechen Obduktionsbefunde an akut verstorbenen Infarktpatienten, bei denen in 50% der Fälle weder ein frischer Verschluß noch Fibrin- und Plättchenthromben gefunden werden konnten. Darüber hinaus ist es sehr unwahrscheinlich, daß eine totale Okklusion durch einen Thrombus im Bereich hochgradiger Koronarstenosen, die in der Mehrzahl der Fälle durch Kollateralen bereits überbrückt sind, für die Entstehung eines Infarkts verantwortlich sein könnte. Mehrere Pathologen weisen darauf hin, daß besonders bei der frühzeitigen Obduktion nach Infarkt sehr selten Thromben gefunden werden; sie werden erst bei späterer Obduktion angetroffen. So kam man zur der Hypothese, daß die Thromben nicht nur *Ursache,* sondern auch *Folge* eines Infarktgeschehens sein können ([59], S. 70).

Bei der KHK wird die Hämodynamik der Stenose und damit das Schicksal des betroffenen Myokardareals weitgehend von Ausmaß, Lokalisation und unterschiedlicher Form (exzentrisch, konzentrisch) der verkalkten Gefäßabschnitte bestimmt. Mit Hilfe von Morphometrie und histologischen Befunden der Koronararterien konnte sichergestellt werden, daß Erkrankungen vom sog. Typ A und B – wenn überhaupt – nur unwesentliche hämodynamische Folgen haben (Häufigkeit: ca. 48 % der Fälle). Es kommt zwar auch bei diesen leichten Stenosegraden zu einer Wandverdünnung, aber gleichzeitig auch zu einer Ektasie der Gefäßwand an dieser Stelle. Erst beim Typ C werden hochgradige Stenosen beobachtet (ca. 33 % der Fälle).

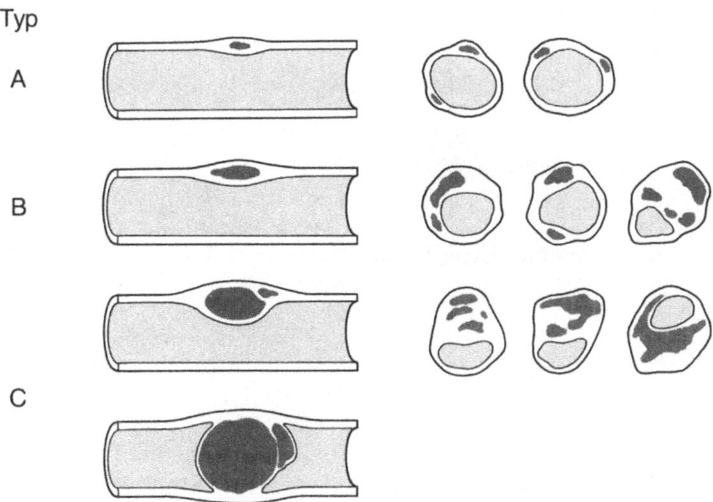

Abb. 6. Halbschematische Querschnitte durch verkalkte Segmente von Koronararterien

Abbildung 6 zeigt halbschematische Längs- und Querschnitte durch verkalkte Segmente von Koronararterien. Es wird deutlich, daß nur Verkalkungsherde vom Typ C mit einer ausgeprägten Stenose einhergehen.

Morphologische Untersuchungsergebnisse an kalzifizierten Gefäß-segmenten zeigen, daß nicht nur bei Typ B, sondern auch bei Typ C die Gefäßwand am Ort der Kalzifizierung ektatisch ist und dadurch teilweise die Wandverdickung ausgleicht (s. Abb. 7).

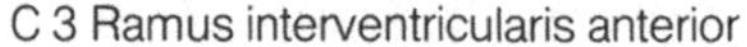
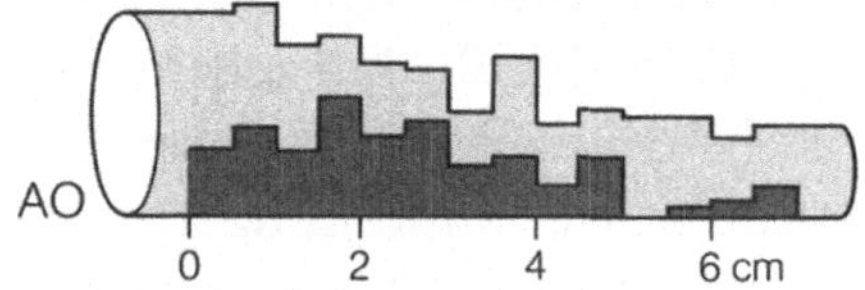

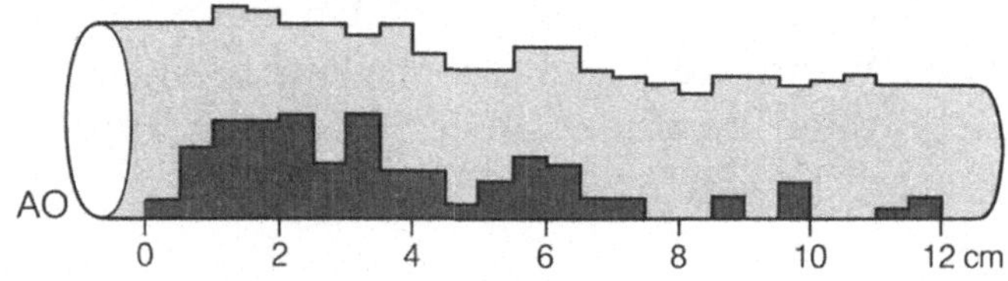

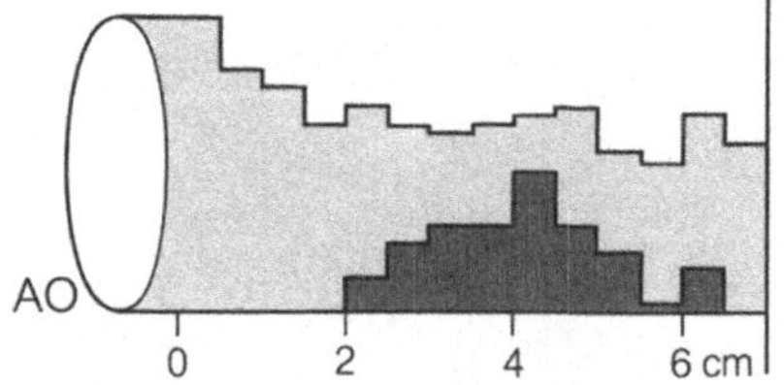

Abb. 7. Morphometrische Untersuchungen verkalkter Gefäßsegmente

Die Progression der Koronarsklerose ist unbestritten und liegt in der Natur der Arteriosklerose.

Intrakavitäre koronarangiographische Untersuchungen zeigten, daß bei einigen Patienten die Progression langsamer, bei anderen schneller verlaufen kann. Anscheinend spielen hier die Risikofaktoren eine mit entscheidende Rolle.

In sehr seltenen Fällen konnte nach konsequenter Beseitigung der Risikofaktoren eine Stagnation, aber auch eine Regression festgestellt werden ([59], S. 90).

Frage 4
Wie kann man eine Regression des
koronarsklerotischen Prozesses erklären?

Aus Tierexperimenten an Rhesusaffen ist bekannt, daß sich lipoidotische und atheromatöse Beete, die meist als Folge einer falschen Ernährung entstanden sind, zurückbilden können.

Offensichtlich können Lipoproteine wieder in das strömende Blut zurückdiffundieren oder möglicherweise auch lokal resorbiert werden.

Als andere Möglichkeiten für die Regression kämen nach Stolte ([59], S. 90) in Frage:

- Organisation von Parietalthromben,
- Organisation und Rekanalisation einer Thrombose oder Thromboembolie,
- Auflösung der Thrombose,
- Embolisierung der Thrombose oder des Atherominhalts nach Aufbrechung der Deckplatte, die dem Atherom aufliegt ([59], S. 90).

Pathophysiologie der koronaren Herzkrankheit (KHK)

Begriffsbestimmungen

Zum besseren Verständnis der KHK sollte zunächst mit einem vereinfachten Schema eine Abgrenzung des morphologischen, funktionellen und klinischen Bereichs der KHK dargestellt werden.

Im *morphologischen* Bereich liegt der KHK in der Regel eine stenosierende oder okkludierende Koronarsklerose zugrunde. Eine morphologische Vorbereitung durch die altersbedingte Physiosklerose ist nicht gesichert.

Eine völlig untergeordnete Rolle spielen in der Pathogenese der KHK entzündliche Gefäßerkrankungen (Periarteriitis nodosa, Thrombangitis obliterans), Koronarembolien und Koronarstenosen von Verzweigungen als Folge einer luetischen Erkrankung, da sie zahlenmäßig selten zu beobachten sind.

Im *funktionellen* Bereich können die aufgeführten morphologischen Veränderungen zu einer Koronarinsuffizienz führen. Aus pathophysiologischer Sicht ist die Koronarinsuffizienz als Mißverhältnis zwischen O_2-Bedarf und O_2-Angebot definiert ([46], S. 907).

Im *klinischen* Bereich wird eine Koronarinsuffizienz durch stenokardische Beschwerden, Angina-pectoris-Anfälle oder durch einen Herzinfarkt manifest. Diese klinische Einteilung erscheint etwas schematisiert, da zwischen der stabilen Angina pectoris und dem Herzinfarkt eine Reihe von unterschiedlichen Übergangsformen wie: Angina-crescendo, Ruheangina, Angina decubitus, Präinfarktangina, vasospastische Angina und nichttransmuraler Myokardinfarkt liegen.

Demnach ist die Angina pectoris in ihren unterschiedlichen Erscheinungsformen das klinische Äquivalent einer passageren akuten Koronarinsuffizienz, die meist nicht mit einer Nekrotisierung des Myokards einhergeht. Beim Myokardinfarkt führt die langanhaltende, akute Koronarinsuffizienz zu einer unterschiedlich großen Nekrotisierung des betroffenen Myokards.

Eine weitere Variante der KHK manifestiert sich durch immer wieder in längeren Zeitabständen auftretende Perioden einer akuten Koronarinsuffizienz, die durch bestimmte Situationen bzw. Faktoren ausgelöst wird.

Unabhängig von den auslösenden Mechanismen oder ätiologischen Faktoren, die zu einer Erhöhung des O_2-Bedarfs oder einer Verminderung des O_2-Angebots führen können, mündet die unzureichende O_2-Versorgung des Myokards in ein Circulus-vitiosus-Geschehen ein, bei dem die verursachte Hypoxie des Myokardgewebes per se den Kreis schließt und das Geschehen weiter verschlechtert.

Die Hypoxie führt einerseits zur lokalen und – über Schmerz und Angst – zu einer systemischen Freisetzung von Katecholaminen und damit zu einem Überschuß an intrazellulären Kalziumionen mit konsekutiver Steigerung des O_2-Bedarfs. Andererseits führt die Hypoxie zu lokalen Störungen der Kontraktilität, deren Folge eine Erhöhung der myokardialen Komponente des Koronarwiderstands in den poststenotischen Arealen ist. Darüber hinaus erfolgt eine Abnahme des venösen Rückstroms und ein Wegfallen der antiödematösen Wirkung der systolischen Kontraktion ([19] in: [26], Bd. 1, S. 8.1–8.12).

Die treibende Kraft der Koronardurchblutung ist ein rhythmisch und dynamisch wechselnder Druckgradient zwischen der Aortenwurzel und dem Koronarsinus. Bei suffizienter Perfusion der Koronararterien nimmt bei erhöhtem O_2-Bedarf der in den Arteriolen lokalisierte variable Koronarwiderstand (vasale Komponente) ab, wodurch die Koronardurchblutung ansteigt. Der myokardiale Koronarwiderstand (sog. myokardiale Komponente) spielt hier für die Perfusion keine klinisch relevante Rolle. Umgekehrte Verhältnisse liegen jedoch bei einer Koronarsklerose vor. Im poststenotischen Areal liegt der vaskuläre Koronarwiderstand praktisch bei Null, denn die Arteriolen sind schon metabolisch maximal dilatiert.

In dieser Situation gewinnt die myokardiale Komponente des Koronarwiderstands für die Durchblutung poststenotischer Regionen und damit ihrer Versorgung mit Sauerstoff erheblich an Bedeutung.

Zusammen mit der Senkung des myokardialen O_2-Bedarfs und der Abschirmung von einer Erhöhung des O_2-Verbrauchs kann durch die zusätzliche Abnahme des myokardialen Koronarwiderstands das Circulus-vitiosus-Geschehen des komplexen ischämischen Syndroms durchbrochen werden ([19] in: [26], Bd. 1, S. 8.1–8.12).

16

Aufgrund dieser Tatsachen wurde erkannt, daß neben der *äußeren* Herzarbeit, definiert als Produkt von Herzminutenvolumen und arteriellem Druck, der *inneren* Herzarbeit die größte Bedeutung für den O_2-Verbrauch zukommt. Die innere Herzarbeit erfaßt den inotropen Zustand, d. h. das Ausmaß der Kontraktilität des Myokards und die Wandspannung. Die intramyokardiale Wandspannung ist in Abhängigkeit vom Ventrikeldurchmesser durch Höhe des linksventrikulären Drucks während der Systole und durch den venösen Rückstrom über den Füllungsdruck und das Füllungsvolumen bestimmt.

Unter diesem Aspekt können auch die Hauptdeterminanten des myokardialen O_2-Verbrauchs verstanden werden:

- Kontraktilität,
- Wandspannung,
- Herzfrequenz
- linksventrikulärer, systolischer Druck,
- mittlerer Aortendruck,
- Schlagarbeitsindex,
- Ventrikelvolumina,
- linksventrikulärer enddiastolischer Druck,
- koronarer und peripherer arterieller Widerstand.

Hauptparameter des myokardialen O_2-Verbrauchs

Die elektrischen Prozesse erfordern infolge des aktiven Ionentransports in der Phase 4 des Aktionspotentials Energie. Mit zunehmender Herzfrequenz und zunehmender Dauer des Erregungsablaufs (abschätzbar an der Länge der QT-Zeit) steigt entsprechend auch der O_2-Bedarf an. Bei normaler Herzfrequenz beträgt der O_2-Bedarf für den aktiven Ionentransport 1,0 ml O_2/min/100 g Myokardgewebe.

Diese Daten weisen eindeutig darauf hin, welche ungünstigen Auswirkungen tachykarde Herzrhythmusstörungen gerade beim Vorliegen einer Koronarinsuffizienz auf die O_2-Versorgung des Myokards und damit auf die gesamte Hämodynamik haben können.

Die Abb. 8 und 9 veranschaulichen eine Variationsskala der Ursachen, die zu einem erhöhten O_2-Bedarf (Abb. 8) bzw. zu einem verminderten O_2-Angebot (Abb. 9) führen können.

Hinsichtlich der Kontraktilität liegen jedoch unterschiedliche Ansichten vor. Während einige Autoren die Meinung vertreten, daß lediglich die isometrische Wandspannung proportional dem O_2-Verbrauch ist, halten andere Autoren auch die Geschwindigkeitsparameter der isometrischen Spannungsentwicklung für den myokardialen O_2-Verbrauch für relevant ([46], S. 908).

Im Ruhezustand beträgt der O_2-Bedarf des Myokards 7–10 ml O_2/100 g Ventrikelmuskulatur. Bei einem um 300 g schweren Myokard ergibt sich somit der O_2-Bedarf von 21–30 ml/min, das sind etwa 10% der O_2-Aufnahme des gesamten Organismus. Da jedoch aus dem Koronarblut beinahe doppelt soviel O_2 extrahiert wird wie aus dem gesamten Herzminutenvolumen, beträgt der Anteil des Koronarblutes am Herzminutenvolumen etwa nur 5%. Dementsprechend beträgt die Myokarddurchblutung des linken Ventrikels 70–90 ml/100 g, d. h. die des gesamten Myokards 210–270 ml. Die koronararterieovenöse O_2-Differenz beträgt 10–12 Vol.-%. Da der O_2-Bedarf des Myokards durch die geleistete Arbeit pro Zeiteinheit bestimmt wird und zwischen den beiden Faktoren eine lineare Beziehung besteht, erklärt sich die Relevanz der Herzfrequenz und des Blutdrucks neben der Vor- und Nachbelastung des Herzens als wichtige Determinante des myokardialen O_2-Verbrauchs.

Für die Erhaltung der myokardialen Struktur und ihrer Funktionsbereitschaft sind vielschichtige metabolische Prozesse erforderlich, für die ein konstanter Basisbedarf von etwa 0,8 ml O_2/100 g Gewebe zuzuordnen ist. Dieser Wert entspricht dem Kriterium der Wiederbelebung des Myokards. Eine besondere Bedeutung kommt dem basalen O_2-Bedarf bei hochgradiger Hypoxie oder akutem Koronarverschluß zu. Solange durch eine lokale metabolische Regulation bzw. Blutversorgung über den Kollateralkreislauf ein O_2-Angebot mindestens der gleichen Größenordnung gewährleistet werden kann, können irreversible Myokardschäden vermieden werden.

HYPERTONIE
STRESS
MYOKARD-HYPER-TROPHIE
SYMPATHIKOMIMETIKA (ß-REZEPTORENSTIMU-LATOREN)
HERZKLAPPEN-FEHLER
ERHÖHUNG DER KATECHOLAMINFREISET-ZUNG
GESTEIGERTER KALZIUMEINSTROM
ERHÖHTER O₂-BEDARF
INADÄQUATE FREQUENZ STEIGERUNG
TACHY-ARRHYTHMIE
INFEKT MYOKARDITIS FOKALTOXIKOSE
HYPER-THYREOSE

Abb. 8

HYPOXÄMIE
ANÄMIE
ERHÖHTER Kw BEI HERZINSUFFIZIENZ ALS FOLGE DES ANSTIEGS VON LVEDP
O₂-UNTERSÄTTIGUNG DES BLUTES
BEI AORTEN-STENOSE IN DER DIASTOLE
UNGENÜGENDE VASKULARISATION
BEI EXTREMER BRADYKARDIE IN DER DIASTOLE
VERMINDERTER KORONARDRUCK
VERMINDERTES O₂-ANGEBOT
AORTEN-STENOSE
VERKÜRZUNG DER DIASTOLE BEI EXTRASYSTOLIE UND TACHYARRHYTHMIE
HYPOTONIE
KORONAR-SKLEROSE
INTIMA-ÖDEM
KORONARSPASMUS
KORONAR-ARTERIITIS

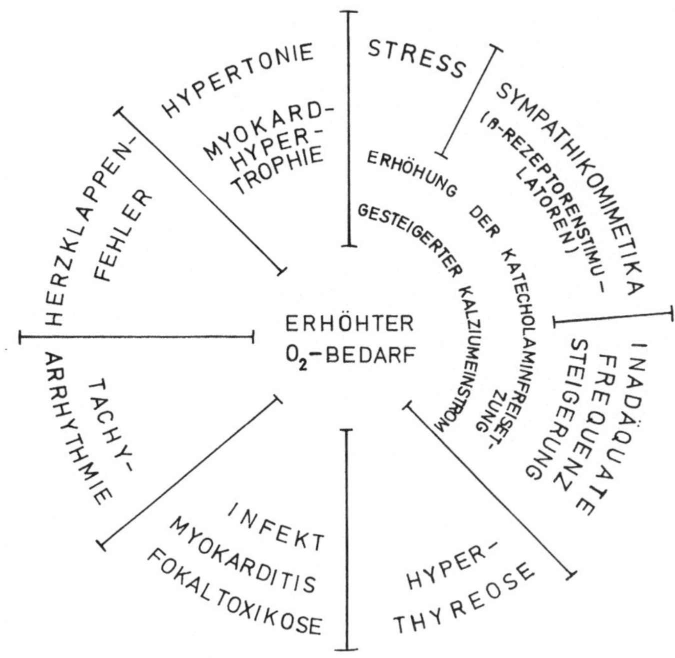

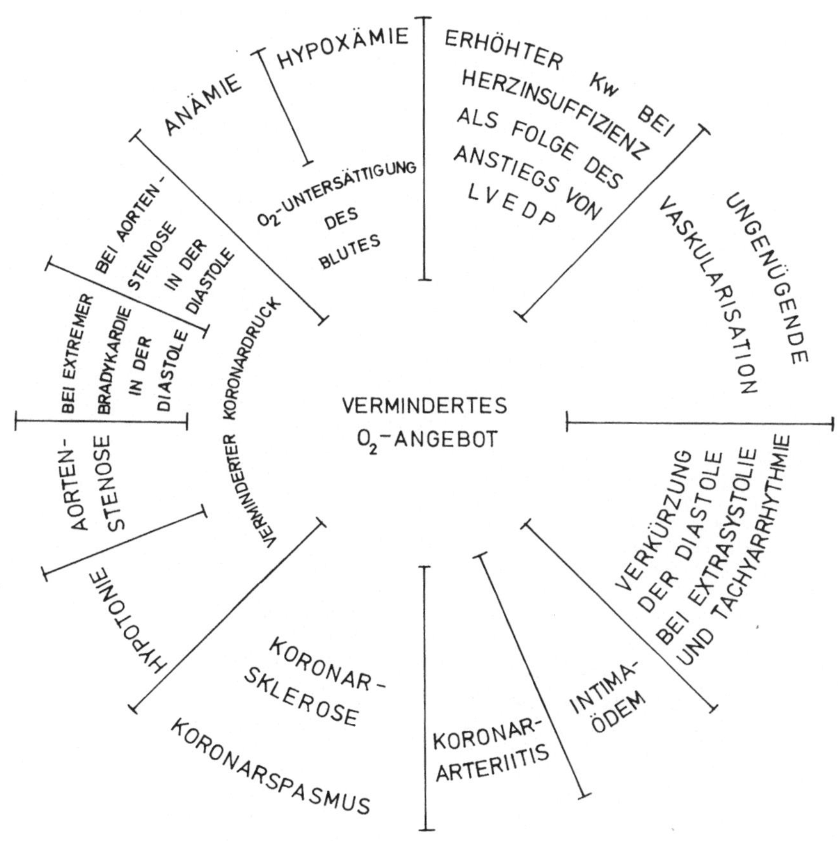

Abb. 9

Fragen und Antworten zur Pathophysiologie

Im Gegensatz zum Skelettmuskel kann das Herz entsprechend einer Veränderung des mechanischen Elementarprozesses seine Kraft-Geschwindigkeits-Beziehung ändern. Den kontraktilen Elementen im Herzmuskel sind auch elastische Elemente zugeschaltet. Dadurch verkürzen sich die kontraktilen Elemente bei der Aktivierung des Myokards zunächst gegen den Widerstand der elastischen Elemente, so daß diese gedehnt werden. In dieser Phase erfolgt keine Verkürzung der Herzmuskelfasern, d. h. die Kontraktion ist isometrisch. Die dabei geleistete Arbeit wird als innere Arbeit bezeichnet. Verkürzen sich danach die Muskelfasern, wird die Kontraktion isotonisch und die geleistete Arbeit wird als äußere Arbeit bezeichnet [24].

Unter Preload (Vorbelastung des Herzens) versteht man die Kraft, die die erschlafften Ventrikelwände dehnt und die Ausgangslängen der Sarkomeren einstellt. Die Vorbelastung wird im intakten Myokard durch folgende Größen bestimmt:

- venöser Rückstrom,
- Füllungsvolumen,
- Füllungsdruck.

Als Afterload (Nachbelastung des Herzens) bezeichnet man die Kraftverteilung während der Ventrikelentleerung. Diese Kraft ist eine komplexe Größe, die durch folgende Parameter im intakten Myokard bestimmt wird:

- Ventrikelvolumen,
- inerte Blutmasse während der Austreibung und Dicke der Myokardwand,
- systolischer Ventrikeldruck bei Entleerung,
- Austreibungswiderstand (peripherer Gefäßwiderstand).

Die Vorbelastung des Herzens übt auch einen Einfluß auf die Nachbelastung aus, da diese bei jedem fixierten Schlagvolumen mit zunehmendem enddiastolischen Volumen ansteigt.

Aus pathophysiologischer Sicht spielen die Vor- und Nachbelastung des erkrankten Myokards eine wesentliche Rolle in der Behandlung der KHK [47].

Schwache systolische Kontraktionen führen in folgender Weise zur
Erhöhung des Koronarwiderstands:

Im Myokard wird die transkapillare Rückresorption des Wassers in
Abweichung vom Starling-Gesetz von der Kontraktion mitgetragen.
Da der intravasale Kapillardruck bei hohen Flußraten den kolloidos-
motischen Druck des Plasmas nicht unterscheidet, erfolgt die intersti-
tielle Entwässerung über die gesamte Kapillarstrecke überwiegend
während der Systole durch die Erhöhung des transmuralen Drucks.
Dabei wird ein Ausgleich zwischen dem interstitiellen und intravasa-
len Druck erreicht, so daß dadurch und unterstützt vom kolloidosmo-
tischen Druck die Rückresorption erfolgen kann.

Bei deutlich schwachen Kontraktionen kann sich daher rasch ein
Myokardödem entwickeln, das über eine Steigerung der myokardialen Komponente des Koronarwiderstands zusätzlich die Myokarddurchblutung verringert ([19] in: [26], Bd. 1, S. 8.1–8.12).

Meist sind die großen epikardialen Stammarterien betroffen, wobei
auch das Ostium miteinbezogen sein kann.

Von den epikardialen Koronargefäßen wird am häufigsten der R. inter-
ventricularis anterior (RIVA s. LAD) der linken Koronararterie befallen.
Ihm folgt die rechte Koronararterie und zuletzt der R. circumflexus.

Aus phylogenetischer Sicht erscheint die Gefäßarchitektur des Ko-
ronarsystems unphysiologisch, denn ausgerechnet das Herz, das für
die arterielle Blutversorgung des großen und kleinen Kreislaufs verantwortlich ist, wird nur über 2 Arterien versorgt, ohne zusätzlich ein-
strahlende Gefäße. Die den größten Anteil der Herzmuskulatur
versorgende linke Koronararterie besteht nur aus 2 größeren Ästen,
die aber keinen getrennten Ursprung in der Aorta haben, so daß der
Blutstrom erst durch ein gemeinsames „Nadelöhr" eines gemeinsa-
men Ostiums und eines kurzen Hauptstamms fließen muß. Hinzu
kommt, daß das Verzweigungsmuster dieser 2 Arterien von dem sonst
im arteriellen Kreislauf nachweisbaren Muster abweicht: Die Äste
der Koronararterien verzweigen sich nicht gabelförmig (Y-Form),
sondern hämodynamisch ungünstig unter einem Rechtwinkel. Aus
manchen großen Ästen laufen Abgänge gleich in 3 verschiedene
Richtungen (linke Kammer, rechte Kammer und Septum), stehen auf
diese Weise unter dauernden Winkeländerungen und werden von den
Bewegungen der Ventrikel und des Septums ständig hin und her ge-
zerrt. Man bedenke dabei, daß sich das Herz bei einer Frequenz von
70/min mehr als 100 000mal innerhalb von 24 h kontrahiert.

Auch der bogenförmige Verlauf einzelner Gefäße, wie z. B. das
obere Drittel des R. descendens anterior und der rechten Kranzarterie
entlang der rechten Herzkante wirken sich auf den Blutstrom ungünstig aus, denn in diesen Bögen entstehen Krümmungsströmungen, die
so, wie die Flußkrümmungen für Schlammablagerungen, Prädilek-
tionsorte für die atheromatösen Ablagerungen bilden ([59], S. 10).

Bei suffizienter Koronardurchblutung nimmt beim erhöhten O_2-Bedarf der in den Arteriolen lokalisierte, variable vaskuläre Koronarwiderstand regulativ ab, wodurch die Koronardurchblutung ansteigt.

Der myokardiale Koronarwiderstand (sog. myokardiale Komponente) spielt hier für die Perfusion keine relevante Rolle.

Umgekehrte Verhältnisse liegen jedoch bei einer klinisch relevanten Koronarsklerose vor. Im poststenotischen Areal liegt der vaskuläre Koronarwiderstand praktisch bei Null, denn die Arteriolen sind metabolisch schon maximal dilatiert. In dieser Lage gewinnt die myokardiale Komponente des Koronarwiderstands für die Durchblutung poststenotischer Areale erheblich an Bedeutung. Änderungen des myokardialen Koronarwiderstands unter bestimmten pathologischen Bedingungen oder unter der Einwirkung von antianginösen Arzneimitteln bei Patienten mit KHK können jedoch nicht erfaßt werden, weil der Druck hinter den Stenosen nicht meßbar ist ([34, 26], S. 42.4).

Abbildung 10 veranschaulicht diejenigen Faktoren, die zu einer aktiven oder passiven Änderung des Gefäßlumens führen und den Koronarwiderstand beeinflussen können.

26

AORTENDRUCK (BLUTDRUCK)
VENTRIKEL-DRUCK
AORTENDRUCK (BLUTDRUCK)
INTRAVASALER DRUCK
INTRAMURALER DRUCK
ARTERIELLER O₂-GEHALT
HERZ-LEISTUNG
PASSIVE ÄNDERUNGEN DES LUMENS
VENÖSER O₂-GEHALT
BLUT-VISKOSITÄT
KORONAR-WIDERSTAND
O₂-VERBRAUCH
AKTIVE ÄNDERUNGEN DES LUMENS
METABOLITE (BIOGENE AMINE)
HERZZEITVOLUMEN
VASOAKTIVE PHARMAKA
SYMPATHIKUS
HORMONE
SCHLAG-VOLUMEN
HERZFREQUENZ

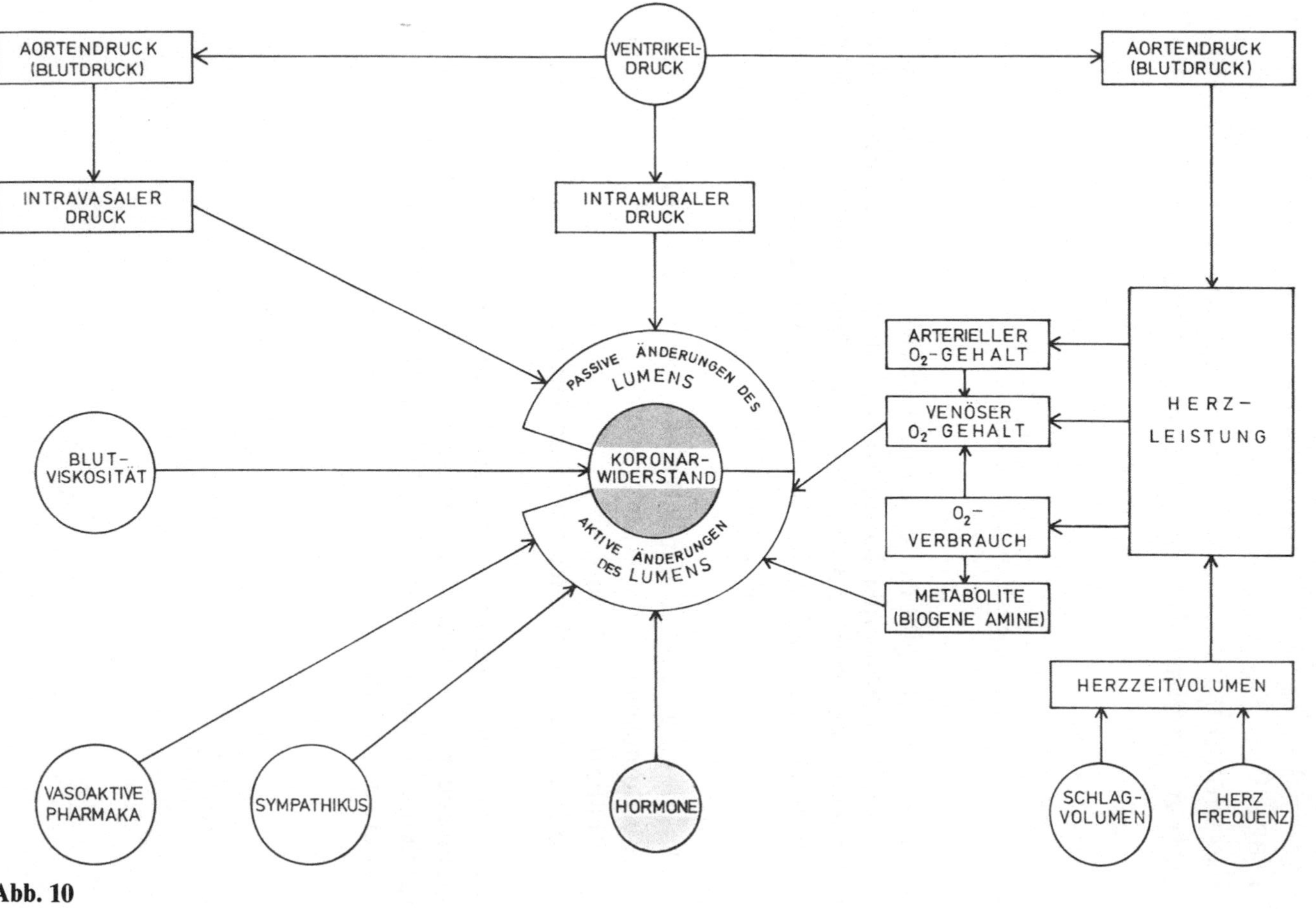

Abb. 10

Streng genommen gibt es keinen kritischen Stenosegrad, da die klinische Manifestation einer Koronarinsuffizienz in der Regel erst unter Belastung erkennbar und nicht nur vom Grad der Stenose abhängig ist, da noch folgende Faktoren dabei eine wichtige Rolle spielen:

1. Zahl der Stenosen (Ein-, Zwei- oder Dreigefäßerkrankungen),
2. Länge der Stenosen,
3. Ausbildung des Kollateralkreislaufs (inter- und intrakoronare Anastomosen),
4. Lokalisation der Stenosen,
5. Vorliegen exzentrischer oder konzentrischer Stenosen.

Koronarangiographische Untersuchungen sprechen dafür, daß eine manifeste Koronarinsuffizienz meist schon bei der Erkrankung eines großen extramuralen Gefäßes (RIVA, RCA, RCX) mit einer Stenose von etwa 75% auftritt [50].

Die Perfusion eines poststenotischen Myokardareals ist beim Vorliegen einer über einen längeren Abschnitt stenosierten großen Koronararterie mit geringerer Einengung des Gefäßlumens mehr beeinträchtigt als bei höhergradiger Stenose, die nur einen kurzen Gefäßabschnitt umfaßt (Berechnung nach der Formel von Poiseuille, nach der die konstante Größe der Perfusion durch den Perfusionsdruck, Lumendurchmesser, Länge des Gefäßes und der Blutviskosität bestimmt wird) [7].

Ausgehend davon, daß die klinische Manifestation der KHK unter verschiedenen Erscheinungsformen, von stenokardischen Beschwerden, Angina-pectoris-Anfällen einschließlich des Myokardinfarkts auftreten kann, können nicht selten Arrhythmien das erste Zeichen einer Myokardischämie sein. Der Verlauf der KHK kann in stabiler oder instabiler Form auftreten, wobei Koronarspasmen bei beiden Formen zu beobachten sind. Ventrikuläre Arrhythmien verschlechtern nicht nur das klinische Bild der Krankheit, sondern führen auch am häufigsten zum plötzlichen Herztod durch Kammerflimmern.

Jede der aufgeführten Erscheinungsformen kann jeweils einzeln als die erste Manifestation der KHK auftreten. Zwischen den Formen werden oft Übergänge beobachtet, wie z. B. der stabilen Angina in die instabile Form (oder umgekehrt), die wiederum häufig zum Herzinfarkt führt oder über ventrikuläre Arrhythmien zum tödlichen Kammerflimmern ([26], S. 42.1).

Diesen Bezeichnungen liegt die zeitliche Dynamik der Koronarinsuffizienz zugrunde. Findet man z. B. bei einem Patienten mit plötzlichem Herztod einen frischen thrombotischen Verschluß über einem Atherom, aber noch keinen Infarkt, so kann man als Todesursache eine *akute* Koronarinsuffizienz annehmen, ungeachtet dessen, ob diese akute koronare Insuffizienz zum Kammerflimmern oder plötzlichen Pumpversagen des linken Ventrikels führte.

Diesem Geschehen gegenüber steht der Befund einer stenosierenden Mehrgefäßerkrankung mit subendokardialen Verschwielungen und linksventrikulärer Insuffizienz oder der Befund einer lange bestehenden sekundären Koronarinsuffizienz bei Anämie, Linkshypertrophie und anhaltender Linksherzinsuffizienz, die den Begriff *chronische* Koronarinsuffizienz verdeutlichen ([59], S. 77).

Beim Versuch, das Circulus-vitiosus-Geschehen zu durchbrechen, müssen die therapeutischen Maßnahmen dahin ausgerichtet sein, unter Berücksichtigung der jeweiligen pathophysiologischen Bedingungen die myokardiale O_2-Bilanz zu verbessern bzw. zu optimieren.

Hierzu stehen 3 Anforderungen im Vordergrund aller therapeutischen Bemühungen:

1. Abschirmung vor einer Steigerung des O_2-Bedarfs,
2. Abnahme des myokardialen O_2-Verbrauchs,
3. Abnahme der myokardialen Komponente des Koronarwiderstands ([19] in: [26], Bd. 1, S. 8.11).

Im Vordergrund der medikamentösen Behandlung stehen heute unangefochten Kalziumantagonisten, β-Blocker, Nitrate und gegebenenfalls Kombinationen dieser Substanzen (s. Kap. „Therapie der Angina pectoris").
Von invasiven therapeutischen Maßnahmen setzte sich die perkutane transluminale Angioplastik (PTCA) durch, die immer umfangreicher bei Patienten angewendet wird, die die Indikationskriterien erfüllen. Mit den Fortschritten in der PTCA-Technik ist auch die Zahl der Indikationskriterien angestiegen.

Frage 11
Welche zentralen und peripheren hämodynamischen
Größen müssen beeinflußt werden, um den
vorausgehend aufgeführten Forderungen
(Frage-Antwort 10) gerecht zu werden?

Zur Kupierung des Angina-pectoris-Anfalls steht im Vordergrund die Abnahme der Vorbelastung des Herzens, d. h. Abnahme des venösen Rückstroms, des diastolischen Füllungsvolumens und -drucks mit dem Effekt der Abnahme der ventrikulären Wandspannung; weiterhin die Abnahme der inneren Herzarbeit (Kontraktilität, besonders der isometrischen Phase) und der äußeren Herzarbeit definiert als Produkt des mittleren systolischen Aortendrucks und des Herzminutenvolumens.

Ausgenommen von bradykarden Fällen, ist eine Abnahme der Herzfrequenz und bei erhöhten Blutdruckwerten eine Senkung des systolischen Blutdrucks anzustreben [34].

Die heutige Auffassung über die Pathogenese der Myokardischämie bzw. über den Zusammenhang zwischen der stenosierenden Koronarsklerose und dem Angina-pectoris-Syndrom beruht auf einem Vergleich umfassender semiquantitativer anatomischer Untersuchungen mit klinischen Beobachtungen und Erfahrungen. Dieses Konzept besagt, daß eine durch ein Atherom eingeengte Koronararterie nicht in der Lage ist, die Blutzufuhr dem O_2-Bedarf des Myokards anzupassen, insbesondere bei zunehmender körperlicher Belastung, d. h. bei erhöhtem O_2-Bedarf. Diese Vorstellung definiert eine flußlimitierende *fixierte* Stenose, bei der der jeweilige Stenosegrad eine zeitliche Konstante bildet. Die Unzulänglichkeit, mit der fixierten Koronarstenose alle klinischen Varianten der Angina pectoris zu erklären, führte zum Konzept der *dynamischen* Koronarstenose [42].

Frage 13
Was ist unter einer *dynamischen* (funktionellen) Koronarsklerose zu verstehen?

Da die Vorstellung von der fixierten Koronarsklerose nicht alle klinischen Varianten der Angina pectoris, v. a. das Auftreten einer Ruheangina, die wechselnden Auslöseschwellen bei Anfällen unter Belastung sowie die heute unter dem Begriff der instabilen Angina fallenden klinischen Zustandsbilder erklären konnte, postulierten schon in den 40er Jahren Blumgart [6] und andere Kliniker die Möglichkeit der Existenz einer vasospastischen Komponente.

Erst anhand angiographischer Studien konnte gesichert werden, daß neben der anatomischen, sklerosierenden Form der Arteriosklerose auch *funktionelle* Einengungen, u. a. bei Stenosen niedrigen Grads, durch Erhöhung des Gefäßmuskeltonus zu pektanginösen Anfällen sowohl in Ruhe als auch unter Belastung führen können [28, 63].

Die Tatsache, daß Koronarspasmen den fixierten Schweregrad der Stenose durch eine funktionelle Komponente wesentlich erhöhen können, führte zum Konzept der *dynamischen* Koronarstenose. Durch die Annahme, daß sich der Schweregrad einer Stenose durch eine vasospastische Komponente ändern kann, wurde die Vorstellung von den pathophysiologischen Mechanismen der Myokardischämie bzw. der Angina pectoris erweitert [32, 36].

Der Unterschied wird schematisch in Abb. 11 veranschaulicht.

Bei funktioneller Stenose führt meist die verringerte O_2-Zufuhr in Ruhe zum Anfall, während bei fixierter, d. h. organischer Koronarstenose der Anfall grundsätzlich unter Belastung ausgelöst wird [52].

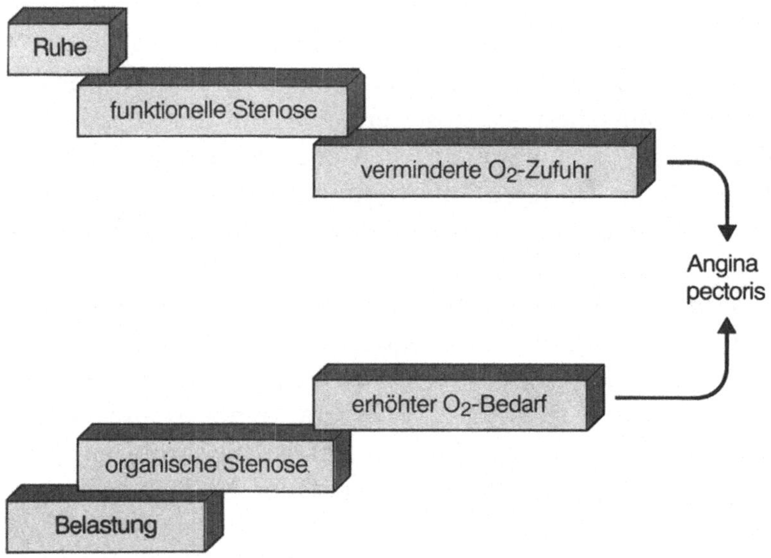

Abb. 11. Schematische Darstellung unterschiedlicher Faktoren, bei der organisch „fixierter" und „funktioneller" Koronarstenose zur Auslösung der Angina pectoris in Ruhe und unter Belastung führen

Wie kann man hinsichtlich der Pathophysiologie der
Koronarsklerose eine Vasokonstriktion innerhalb
eines stenosierten Gefäßabschnitts erklären?

Pathologisch-morphologische Studien haben gezeigt, daß in mehr als
50% der Fälle von Koronarstenosen das Restlumen exzentrisch gela-
gert ist. In solchen Fällen konnte ein normales Wandsegment mit un-
veränderten Strukturen der glatten Gefäßmuskulatur histologisch
nachgewiesen werden [15].

Darüber hinaus scheint die glatte Gefäßmuskulatur im Bereich stenosierender Schädigungen besonders empfindlich auf vasokonstrik-
torische Reize zu reagieren. Auch die Entwicklung von Atheromen im
Bereich angiographisch nachgewiesener Koronarspasmen weist auf
einen Zusammenhang zwischen erhöhter Neigung zu Vasokonstriktionen einerseits und Gefäßläsionen andererseits hin [48].

Bei konzentrischen Stenosen mit rigiden Plaques und Kalkeinlage-
rungen ist eine Lumenänderung nicht denkbar.

Als mögliche Auslösefaktoren werden heute angenommen:

a) chemische Reize (z. B. Serotonin, Ergonovin, Histamin, Ergota-
   min, Noradrenalin, Herzglykoside),
b) mechanische Reize (rasche Dehnung oder Druckschwankung),
c) Hyperkaliämie.

Außerdem können alle Maßnahmen, die den transmembranären Kalziumeinstrom in die Zellen der glatten Muskulatur begünstigen und
damit zu Vasokonstriktionen beitragen, eine funktionelle Stenose
günstig beeinflussen.

Sind auch Patienten mit einer Eingefäßerkrankung
vom koronaren Tod bedroht?

Studien von Dietrich [10], Berger und Stary [3] sowie Stolte ([59], S. 89
u. 90) weisen darauf hin, daß nicht nur eine fortgeschrittene Mehrgefäßerkrankung, sondern häufig auch der proximale Verschluß einer
großen extramuralen Koronararterie für das Schicksal des Patienten
entscheidend sein kann. Das gilt insbesondere beim Verschluß der
RIVA. Dieser Ast versorgt den größten Teil des linksventrikulären
Myokards. Eine totale Okklusion hat daher eine ungünstige Prognose. Aus diesem Grund bezeichneten Schlesinger u. Zoll [51] den R.
descendens als die Arterie des „plötzlichen Todes" und Hegemann
sprach von der „Schicksalsarterie des Menschen" [18].

Der grundsätzliche Unterschied liegt darin, daß Anastomosen 2 verschiedene Gefäßgebiete verbinden (z. B. die linke mit der rechten Koronararterie), während Kollateralen als Verbindungen zwischen Seitenästen einer Arterie einen Gefäßverschluß überbrücken (Abb. 12).

Die Anastomosen werden unterteilt in extra- und intrakardiale Anastomosen.

Als extrakardiale Anastomosen werden Gefäße bezeichnet, die vom Mediastinum und der Thoraxwand ausgehen. So existieren im Grenzbereich der Lungenvenen Verbindungen von Bronchialarterien über die Äste der A. mammaria interna mit den Vorhofarterien, desgleichen Verbindungen zwischen den Vasa vasorum der Aorta oder des Truncus pulmonalis und den Koronararterien.

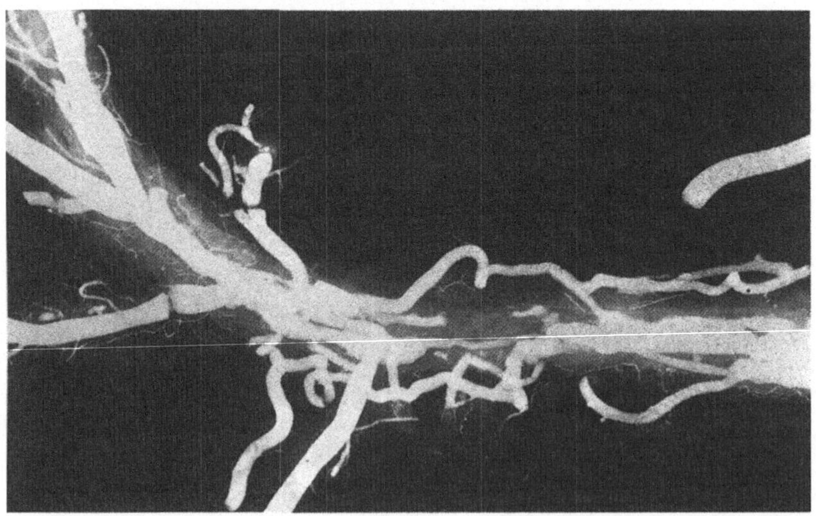

Abb. 12. Alter, zentral fein rekanalisierter Verschluß einer Koronararterie mit ausgeprägten Brückenkollateralen

40

Die intrakardialen Anastomosen stellen Verbindungen zwischen Ästen der gleichen Arterie, z. B. zwischen R. diagonalis und R. descendens anterior der linken Koronararterie her.

Die inter- und intrakoronaren Anastomosten haben die größte Bedeutung für die Durchblutung der poststenotischen Areale. Sie stellen Verbindungen zwischen den großen Koronararterien her. Diese Anastomosen sind in dem sich verzahnenden Grenzbereich der Versorgungsareale lokalisiert und damit auch den Gesetzen verschiedener Muster der individuellen Koronaranatomie unterworfen (Abb. 13).

Die interkoronaren Anastomosen können sowohl extramural als auch intramural verlaufen ([59], S. 28).

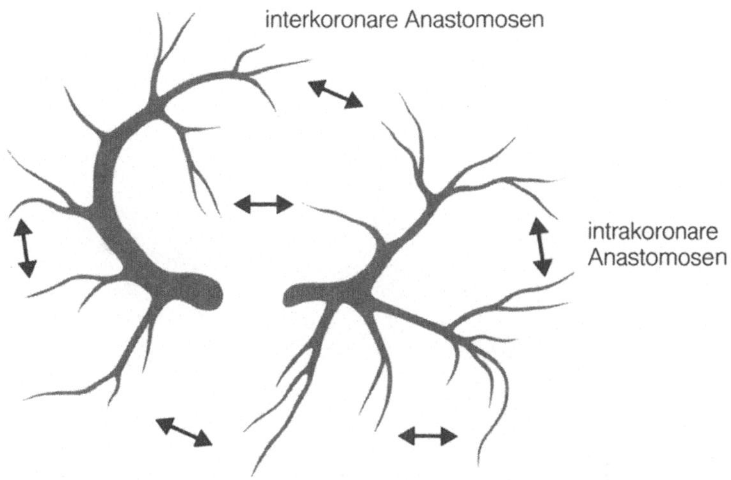

Abb. 13. Inter- und intrakoronare Anastomosen

Diagnostik und Therapie

Vorbemerkungen

Bei der Diagnostik und besonders in der Therapie der chronischen
KHK müssen folgende Betrachtungen miteinbezogen werden. Die
Förderleistung des Herzens für die Bedürfnisse der Peripherie wird
von einer Vielzahl kardialer und extrakardialer Faktoren beeinflußt.
Zu den kardialen Faktoren zählen die Kontraktilität, die Reaktionen
des Herzens auf die von der Füllung abhängige Vorbelastung (Preload) und die Reaktion des Herzens auf die vom peripheren Widerstand abhängige Nachbelastung (Afterload) des Herzens. Diese von
der Myokardfunktion abhängigen Mechanismen werden von extrakardialen Faktoren stark beeinflußt. Im Vordergrund steht hier die
Steuerung der Herzfrequenz durch das autonome Nervensystem für
die Anpassung der Förderleistung des Myokards an die metaboli-
schen Bedürfnisse der Peripherie. Auch das Fließverhalten des Blutes
in den einzelnen Gefäßabschnitten spielt bei der Einstellung eines er-
forderlichen Herzminutenvolumens eine nicht zu vernachlässigende
Rolle.

Wenn auch die Unterscheidung von kardialen und extrakardialen
Faktoren bei der Regulation der Herzarbeit aus didaktischer Sicht
einfach ist, so darf nicht vergessen werden, daß sich die einzelnen
Mechanismen oft überschneiden und daher nicht so genau zu trennen
sind. Eine schematische Abgrenzung kann zu Fehlschlüssen oder zu
Scheinkontroversen führen. So ist z. B. die Reaktion des Herzens auf
die Vorbelastung ein kardialer Faktor, den zahlreiche extrakardiale
Faktoren beeinflussen können.

Als wichtigster extrakardialer Faktor ist hier die Füllung des Gefäßsystems mit einem bestimmten Blutvolumen anzusehen. Das Blutvolumen und der Salz-Wasser-Haushalt werden durch den Einfluß
des Zwischenhirns über die Nieren reguliert. Je größer die Füllung

des Gefäßsystems innerhalb eines physiologisch relevanten Bereichs ist, desto besser wird die Vorfüllung des Herzens und um so größer seine Förderleistung sein.

Auch der Venentonus ist für die Anpassung der Myokardleistung ein wichtiger extrakardialer Faktor. Steigt der Venentonus durch den Sympathikuseinfluß unter körperlicher Belastung an, so kann ein ausreichender Füllungsdruck und damit die Förderleistung des Herzens zunächst auch bei nicht ausreichendem venösen Rückstrom aufrechterhalten werden. Umgekehrt führt ein abruptes Nachlassen des Venentonus trotz ausreichenden Blutvolumens zu einer adäquaten Füllung und damit Förderleistung des Herzens.

Weitere extrakardiale Faktoren für die Füllung sind die Wirkungen der Muskelpumpe auf die Venen (Paternosterpumpe), die Umverteilung des Blutvolumens im Thorax beim Übergang zum Liegen und der Einfluß auf die Atmung (Inspiratorische Erhöhung des intrathorakalen Sogs und des intraabdominalen Drucks auf die Venen).

Zu der Wirkung extrakardialer Faktoren auf die Füllung als einer Determinante der Herzleistung kommt noch hinzu, daß das Herz wiederum über die Verteilung des Blutvolumens diese extrakardialen Faktoren verändern kann und dadurch seine eigene Füllung beeinflußt ([45], S. 70).

Diagnostik der koronaren Herzkrankheit

Symptomatologie der Angina pectoris

Stabile Angina
Die stenokardischen Beschwerden bis zum akuten Angina-pectoris-Anfall werden am häufigsten durch körperliche oder seelische Belastung induziert. Weitere mögliche Auslöser sind: Nikotinabusus, Kältereiz, sexuelle Erregung, Überfüllung des Magens, Schlafmangel, schwerer Stuhlgang und schmerzhafte Affektionen der Wirbelsäule. Der Anfall kann aber auch ohne erkennbaren Anlaß auftreten.

Die *klinischen Symptome* des akuten Angina-pectoris-Anfalls werden durch den Schmerz beherrscht. Das Kriterium Schmerz ist jedoch nicht immer erfüllt und wird von der individuellen Schmerzschwelle erheblich beeinflußt. Die Qualität des Schmerzes wird am häufigsten vom Patienten als dumpfes Druckgefühl in der Herzregion, Oppression, Beklemmung, Brennen, Übelkeit und Luftnot (besonders beim Einatmen) beschrieben.

Die häufigste *Lokalisation* des Schmerzes ist retrosternal. Abbildung 14 veranschaulicht die typischen Ausstrahlungen des Anginaschmerzes.

Bemerkenswert ist, daß die durch körperliche Belastung induzierten Schmerzen bei sofortiger Schonhaltung innerhalb von wenigen Minuten verschwinden können, während psychisch ausgelöste Schmerzen in Abhängigkeit von der emotionalen Situation wesentlich länger anhalten ([43], S. 284). Ähnliches gilt für den spontan auftretenden Anginaschmerz.

Die Anfallsfrequenz variiert erheblich: von einem Anfall in der Woche bis zu mehreren Anfällen innerhalb 24 h. Im Anfall sind Blutdruck und Herzfrequenz in der Regel erhöht. Die Haut ist kühl, blaß und oft feucht. In Abhängigkeit vom Grad der myokardialen Insuffizienz sieht man im Röntgenbild Veränderungen der Herzkonfiguration (Vorhofkontur ist prominent, der linke Ventrikel dilatiert).

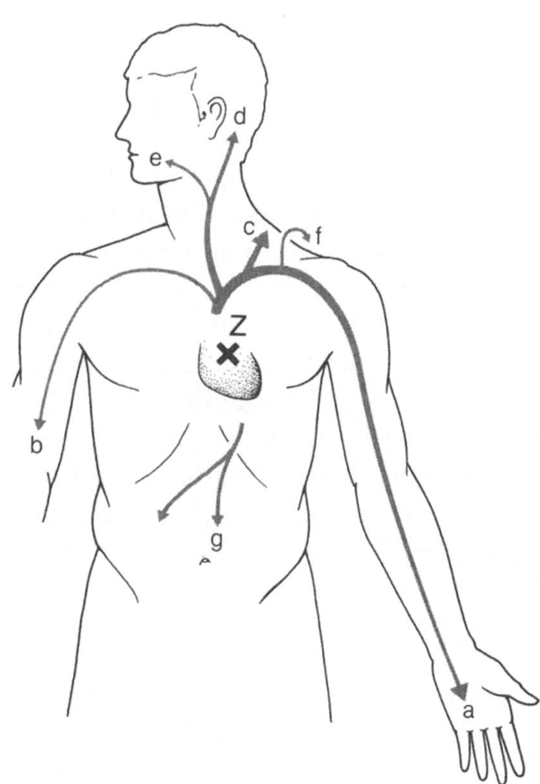

Abb. 14. Schmerzausstrahlung bei Angina pectoris. Die Ausstrahlungshäufigkeit ist durch die Buchstaben a–g gekennzeichnet

Die *Diagnose* des Angina-pectoris-Anfalls wird aus der Anamnese, Symptomatik und Ansprechbarkeit des Patienten auf die Gabe von Nitroglyzerin gestellt. Der Nitroglyzerinverbrauch pro Tag bzw. Woche ist ein wertvolles Kriterium zur Beurteilung der Schwere der Angina pectoris (die Wirkungsweise von Nitroglyzerin ist auf S. 68 aufgeführt). In leichteren Fällen kann die Diagnose der Angina pectoris durch ungezielte Befragung des Patienten, ungenaue Angaben über die Schmerzabhängigkeit unter Belastung, nach Mahlzeiten oder bei Lagewechsel sowie der Schmerzlokalisation erschwert sein. In sehr schweren Fällen ist oft eine anamnestische Befragung nicht möglich.

Unter Praxisbedingungen wird die klinische Diagnose einer echten Angina pectoris durch die Symptomatik, Nitroglyzerinansprechbarkeit, das Belastungs-EKG und den differentialdiagnostischen Ausschluß verschiedener thorakaler Schmerzzustände gestellt. In Zweifelsfällen ist die Einweisung des Patienten in die Klinik zur invasiven Untersuchung erforderlich ([43], S. 284).

Instabile Angina
Für das Krankheitsbild der instabilen Angina pectoris fehlt z. Zt. noch eine einheitliche Definition.

Der Begriff instabile Angina wurde erst 1971 von Fowler geprägt. Er hat sich inzwischen wegen der besseren therapeutischen Maßnahmen in der Klinik fest etabliert. Die Abgrenzung dieses Syndroms als ein spezielles Krankheitsbild der ischämischen Herzkrankheit besteht nach Lichtlen insofern zu Recht, da es sich um ein Zwischenstadium zwischen der stabilen Angina, dem Herzinfarkt und dem plötzlichen Herztod handelt, d. h. um ein Stadium mit eigener Symptomatik, in dem sich das weitere Schicksal des Patienten entscheidet [32].

Für die instabile Angina sind folgende klinische Symptome bezeichnend: ein rasch wechselnder Charakter der Beschwerden mit akutem Beginn der Angina bei vorausgehend völliger Beschwerdefreiheit oder eine plötzliche Exazerbation der präkordialen Schmerzen, nachdem vorausgehend die Angina über eine lange Zeit einen stabilen Charakter aufwies.

Die Häufigkeit und Intensität der Anfälle steigt innerhalb einiger Tage steil an, die Schmerzschwelle nimmt entsprechend ab, so daß schon geringste Belastungen die Anfälle auslösen können. Nicht selten treten starke Anginaschmerzen in Ruhe auf (daher das Synonym Ruheangina) oder nach Lagewechsel, meist beim Hinlegen (daher das

46

Synonym Angina decubitus). Ein wesentliches Zeichen sind die mit den Anfällen gleichzeitig auftretenden Veränderungen der ST-Strecke im Oberflächen-EKG und zwar sowohl in Form von ST-Anhebungen als Äquivalent einer transmuralen Ischämie als auch in Form von ST-Senkungen als Äquivalent einer Ischämie der Innenschicht. Pathologische Q-Zacken und Zunahme der typischen Serumenzyme (CPK, CKMB, GOT, GPT) findet man nicht. Treten jedoch Q-Zacken im EKG auf, ist das Ergebnis als Infarkt zu interpretieren [32].

Atypische Angina (Synonyma: Prinzmetal-Angina, Vasospastische Angina, Variantangina).
Die Prinzmetal-Angina stellt eine unter Ruhebedingungen und meist zyklisch in regelmäßigen Zeitabständen auftretende Form der Angina pectoris dar, die mit heftiger und meist langanhaltender Intensität des Schmerzes einhergeht ([43], S. 285). Oft ist die Ansprechbarkeit auf Nitroglyzerin erhalten. Zu den typischen EKG-Zeichen zählen ST-Anhebungen, monophasische Deformierungen des QRS-Komplexes und während des Anfalls gelegentlich niedrigere R-Zacken. Senkungen der ST-Strecke im Anfall wurden nicht beobachtet. Demgegenüber kann das Belastungs-EKG im anfallsfreien Intervall typische Senkungen der ST-Strecke aufweisen. Morphologisch können die Koronararterien normal sein oder hochgradige Stenosen aufweisen.

Koronarspasmen
Sie können sowohl spontan als auch induziert (z. B. bei Koronarographie, PTCA) auftreten. Meist führen Koronarspasmen zu nichtischämischen Stenosen mit Lumeneinengungen bis zu 80%.

Koronarspasmen können oft in exzentrisch gelagerten Stenosen, aber auch seltener vor oder hinter der Stenose lokalisiert sein. Die Dauer des Spasmus kann wenige Minuten bis einige Tage anhalten.

Nach Riecker ist die Infarkthäufigkeit bei Patienten mit vasospastischer Angina erhöht.

Die Ursachen oder auslösenden Faktoren, die bei normalen Gefäßen zu Spasmen führen, sind bislang nicht bekannt. Bei Verdacht auf eine koronare Herzkrankheit liegt die Häufigkeit solcher Fälle bei ca. 10%. In eta 5% der Fälle können Koronarspasmen bei normalen Gefäßen zum plötzlichen Herztod führen [32].

In der nachfolgenden Übersicht sind die vermutlichen Ursachen, die zu Koronarspasmen bei Koronarstenosen und normalen Koronararterien führen können, aufgeführt:

Koronarstenosen	normale Koronararterien
vermehrte Freisetzung von Katecholaminen infolge Belastung, Streß oder Kälte	
verstärkte postprandiale Sekretion von Azetylcholin	
gesteigerte Freisetzung von Serotonin und Thromboxan A_2 als Folge einer Ablagerung von Plättchen an der lädierten Intima	nicht bekannt
eine Kombination von parasympathischem Tonus und erhöhter α-Rezeptorenaktivität	
eine körpereigene vasoaktive Substanz, die durch Schädigung der Arterie freigesetzt wird	

Die Abbildung 15 veranschaulicht die Häufigkeit der Übergänge der instabilen Angina sowie die möglichen Folgen, die beide Anginaformen haben können [32].

Stumme Myokardischämie
Ischämiezustände des Myokards, die nicht mit Angina-pectoris-Schmerzen einhergehen, werden als stumme Myokardischämie bezeichnet. Man kann davon ausgehen, daß eine stumme Myokardischämie dann vorliegt, wenn bei Patienten mit angiographisch dokumentierter KHK oder in seltenen Fällen im Angiogramm festgestellten

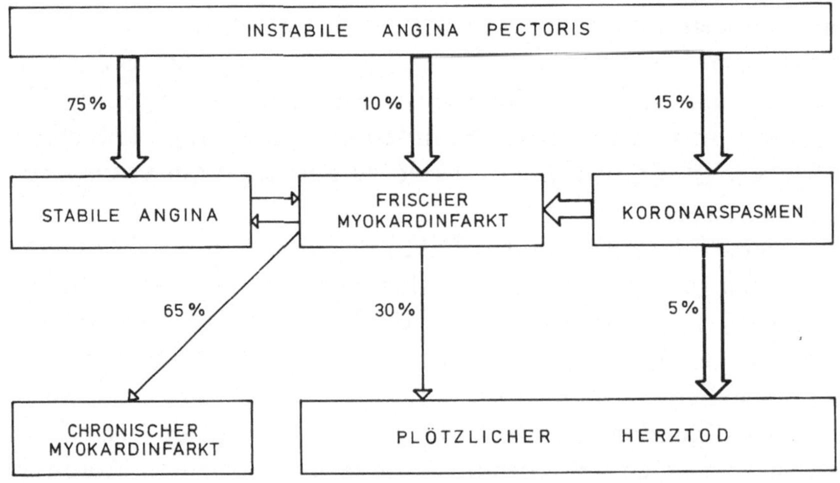

Abb. 15

Koronarspasmen eine Myokardischämie ohne gleichzeitiges Auftreten pektanginöser Schmerzen nachweisbar ist.

Zustände von Myokardischämien ohne Schmerzen sind kein neues Phänomen, man ist nur in letzter Zeit vermehrt auf sie aufmerksam geworden, was zur Einordnung dieser Anginavariante in das Spektrum der KHK führte. So hat Lichtlen schon 1971 [29] bei Katheteruntersuchungen unter Belastung typische Erhöhungen des linksventrikulären diastolischen Drucks als Folge einer Myokardischämie beobachtet, bevor die Patienten über anginöse Beschwerden bzw. Schmerzen klagten.

Die pathogenetischen Mechanismen der stummen Myokardischämie sind noch nicht geklärt. Es wird vermutet, daß im Schmerzwarnsystem Veränderungen auftreten, z. B. durch erhöhte Produktion von Endorphin [10]. Bei Patienten mit partieller asymptomatischer Angina wird auch eine Störung des Warnsystems diskutiert, wobei sowohl die Größe des von Ischämie betroffenen Myokards als auch die Dauer und Intensität der Ischämieperioden eine Rolle spielen können. Der Einfluß einer diabetischen Neuropathie wird unterschiedlich beurteilt [37].

Zum Nachweis einer stummen Angina eignen sich folgende Methoden:

- Belastungs-EKG als zuverlässige Untersuchungsmethode,
- Langzeit-EKG als wahrscheinlich zuverlässigste Untersuchungsmethode,
- Langzeit-EKG unter Alltagsbedingungen,
- Ventrikulographie,
- Thalliumszintigraphie unter Belastung.

Aus klinischer Sicht beobachtet man bei den meisten Patienten mit KHK das Auftreten sowohl symptomatischer als auch asymptomatischer Ischämien bei etwa gleicher körperlicher Belastung und vergleichbarer Frequenzhöhe. Die stumme Myokardischämie kann jedoch unvorhersehbar und unabhängig von der körperlichen Belastungshöhe bei Patienten einsetzen, die an einer typischen Belastungsangina leiden [37]. Dabei ist die Dauer der Ischämie und noch mehr deren Ausmaß wahrscheinlich entscheidend, ob pektanginöse Schmerzen auftreten oder nicht [20].

Neben der körperlichen Belastung wurden als auslösende Faktoren auch Zigarettenrauchen und seelischer Streß beobachtet.

Hinsichtlich der *Prognose* sind asymptomatische Patienten ebenso gefährdet wie Patienten mit einer deutlichen Symptomatologie. Die Letalität korreliert mit der Zahl der vorliegenden Gefäßerkrankungen. Auch unerkannte, stumme Infarkte haben keine bessere Prognose als symptomatische Infarkte [37].

Bradykarde Angina

Häufig können stenokardische Beschwerden bei bradykarden Rhythmusstörungen, wie AV-Block, AV-Rhythmus, Koronarsinusrhythmus, Sinusbradykardie oder Digitalisüberdosierung auftreten. Stenokardien können in Ruhe und meist unter Belastungsbedingungen bei relativ niedriger Herzfrequenz auftreten. Der Schmerz ist als Symptom eines relativ verminderten O_2-Angebots bei erhöhtem O_2-Bedarf (erhöhtes Schlagvolumen, enddiastolisches Volumen oder erhöhte systolische Druckentwicklung) anzusehen. Nach einer Normalisierung der Herzfrequenz verschwinden die Anginaschmerzen ([43], S. 287).

Wenckebachs „Second-wind-Angina"

Bei dieser Variante kann der auftretende Anginaanfall durch Fortsetzung leichter körperlicher Belastungen aufgehoben bzw. vermieden werden. Daher auch das Synonym „walk through angina". Als Ursache wird eine verzögerte Erweiterung der myokardialen Arteriolen und/oder Kollateralen bzw. Anastomosen diskutiert ([43], S. 287).

Fragen und Antworten zur Diagnostik

Die Angina pectoris tritt nur dann auf, wenn die kritische Grenze zwischen O_2-Bedarf und O_2-Angebot erreicht bzw. überschritten ist. Da infolge strömungsmechanischer Regeln Koronarstenosen unter 70–75% Lumeneinengung hämodynamisch unwirksam bleiben, muß man damit rechnen, daß bei typischer Anginasymptomatik in etwa 90% der Fälle schon hochgradige Stenosen oder gar Okklusionen extramuraler Gefäße vorliegen. Daher erweist sich eine Frühdiagnostik der KHK in der Praxis als nahezu unmöglich [1].

Allgemein muß gesagt werden, daß die Anamnese bei der KHK stets einen Kompromiß bedeutet. Nimmt man die klassische Angina pectoris nach Heberden [17] als Beispiel, so kann man anamnestisch nur einen relativ kleinen Prozentsatz der Koronarkranken erfassen (niedrige Sensitivität), aber die erfaßten Patienten haben mit großer Wahrscheinlichkeit eine Angina pectoris vera. Aufgrund dieses diagnostischen Dilemmas wurde der Begriff der Angina pectoris erweitert mit dem Ziel, einen höheren Prozentsatz der Koronarkranken erfassen zu können. Diese Erweiterung des Anginabegriffs führte jedoch dazu, daß zwar wesentlich mehr Patienten erfaßt werden, aber ein erheblicher Anteil falsch-positiver Befunde in Kauf genommen werden muß (Sensitiviät höher/Spezifität geringer), d. h. durch Modifikation der anamnestischen Kriterien wird die Treffsicherheit verändert [57].

Die Impulse werden über sympathische Nervenfasern zum oberflächlichen und tiefen Plexus cardiacus des Sympathikus, von dort zu den oberen thorakalen sympathischen Ganglien und dann über die thorakalen Spinalnerven weiter zum Rückenmark geleitet. Denkbar ist auch eine Leitung des Impulses über den N. phrenicus und über Vagusfasern.

Entsprechend diesem lokalen Erregungsmuster sind die Dermatome Th 1–Th 5 befallen: Präkordium, medialer Anteil des Oberarms, unterer Arm, Ellbogen und Finger.

Die klinische Symptomatik weist darauf hin, daß hinsichtlich der Schmerzempfindung diese Areale sowohl über- als auch unterschritten werden können ([43], S. 276–278).

Die typischen Schmerzausstrahlungen bei echter Angina pectoris zeigt Abb. 14 auf S. 45.

Unter strenger Berücksichtigung der Kontraindikationen und unter standardisierten Bedingungen ist der Belastungstest eine zuverlässige Methode in der speziellen Diagnostik der KHK.

Der Anteil falsch-negativer Belastungs-EKG ist am geringsten bei submaximaler Belastung und wird auf 20–30% geschätzt. Ursache sind meist unterschiedliche Trainingszustände, Ausbildung von Anastomosen und/oder Kollateralen sowie Fehler in der Auswertung des EKG.

Der Anteil der falsch-positiven EKG nach Ausschluß einer Myokarditis, Myokardhypertrophe und Anämie sowie nach Einnahme von Digitalis beträgt bei mittlerer Belastung ca. 25% und bei Ausschöpfung der individuellen Belastungstoleranz weniger als 10%.

Eine Korrelation zwischen maximaler Belastungstoleranz und koronarangiographischem Befund besteht nicht [22].

Folgende Kontraindikationen sind zu berücksichtigen:

- ein bereits unter Ruhebedingungen pathologisches EKG,
- frischer Herzinfarkt,
- Verdacht auf Herzinfarkt
- instabile Angina,
- pathologische Bradykardie oder Tachykardie,
- manifeste Herzinsuffizienz,
- Hypertonus (systolisch 180–200 mm Hg),
- schwere Aortenstenose,
- akute Thrombophlebitis,
- schlechter Allgemeinzustand
  ([43], S. 289).

Die Aussagekraft der Echokardiographie ist bei KHK sehr begrenzt, besonders dann, wenn man die üblichen dynamischen Belastungsverfahren anwendet.

Auch beim Myokardinfarkt ist die Einsatzmöglichkeit der TM-Echokardiographie infolge der auf basisnahe Regionen beschränkten Einsicht in den linken Ventrikel begrenzt.

Mit der zweidimensionalen Echokardiographie ist jedoch unter Nutzung mehrerer Echofenster ein Überblick über den ganzen Ventrikel möglich, so daß sowohl im akuten als auch im chronischen Infarktstadium eine hohe Ausbeute an positiven Befunden erzielt werden kann. Insbesondere lassen sich Infarktkomplikationen wie Aneurysma, Pseudoaneurysma, linksventrikuläre Thromben und Perikardexsudate mit großer Sicherheit darstellen.

Eine endgültige Bewertung der Methode ist zur Zeit noch nicht möglich [55].

Die Grenze zwischen der vasospastischen und der stabilen Angina kann dadurch verwischt werden, daß – wenn auch seltener – Koronarspasmen auch bei körperlicher Belastung auftreten können. Ferner können Koronarspasmen bei einem Patienten sowohl *vor* als auch *nach* Beginn einer Belastungsangina auftreten. Beide Anginaformen können gleichzeitig vorliegen. Der Begriff Angina gibt verschiedene Zustände der KHK bei einem bestimmten Patienten wieder. So zeigen einige Patienten überwiegend ST-Senkungen und seltener ST-Anhebungen im Belastungs-EKG. Bei anderen trifft das Gegenteil zu.

Diese Beobachtungen besagen, daß es auch Anginaformen mit einem ständigen Wechsel subendokardialer und transmuraler Ischämiezustände gibt.

Der Nachweis einer solitären vasospastischen Angina im Sinne von Prinzmetal ist nur im Tierexperiment z. B. durch Applikation von Ergonovin nachweisbar. In der Klinik ist der Nachweis nur zufallsbedingt während der Koronarangiographie zu erbringen [24].

Frage 8
Welche konkreten Hinweise können in der Praxis als
Anhaltspunkte zur Differentialdiagnose zwischen der
vasospastischen Angina, Belastungsangina und dem
akuten Myokardinfarkt verwendet werden?

Tabelle 1 veranschaulicht die verschiedenen Anhaltspunkte die bei
der Differentialdiagnose zu beachten sind:

Tabelle 1. Bei der Differentialdiagnose zu beachtende Anhaltspunkte. (Mod. nach
[58])

Anhaltspunkte	Vasospastische Angina	Belastungs-angina	Akuter Myokardinfarkt
anamnestisch	Belastungs-unabhängig	Belastungs-abhängig	Belastungs-unabhängig
Auftreten der Anfälle	nachts oder morgens	meist am Tage	unabhängig von der Tageszeit
EKG	ST-Anhebung	ST-Senkung	ST-Anhebung, zunächst als „Erstickungs-T"
Rhythmus-störungen	sehr häufig, meist hohen Lown-Grads	seltener, Lown-Grad II–IV	sehr häufig, meist Lown-Grad III–V
Nitrolingual-wirkung	gutes Ansprechen	gutes Ansprechen	meist unzureichen-des Ansprechen
Laborbefund	Serumenzyme normal	Serumenzyme normal	Serumenzyme erhöht
Hämodynamische Änderungen	keine Änderungen *vor* dem Anfall	häufig Änderungen *vor* dem Anfall	Änderungen *vor* dem Anfall

Im Vordergrund steht die niedrige Belastungsschwelle, wahrscheinlich infolge des Fehlens eines ausreichenden Kollateralkreislaufs, für dessen Ausbildung die erforderliche Zeit fehlte.

Aus pathophysiologischer Sicht werden 2 Mechanismen diskutiert, deren Verständnis wegen der therapeutischen Maßnahmen erforderlich ist:

1) Die Verschlechterung der Perfusion ist auf eine z. T. reversible Anlagerung von Thrombozyten an der lädierten Innenseite des Gefäßes zurückzuführen. Dafür sprechen Beobachtungen beim frischen Myokardinfarkt mit subtotaler oder totaler Obstruktion des Lumens durch einen Thrombus, der sich bei frühzeitiger Gabe von Streptokinase auflösen kann, sowie koronarangiographische Befunde in den ersten Tagen nach dem Infarktgeschehen, die das Auftreten einer Thrombolyse in etwa 50% der Fälle belegen.
2) Als Ursache werden Koronarspasmen angenommen, besonders bei der nächtlichen Ruheangina. Koronarspasmen können sowohl bei koronarangiographisch nachweisbar normalen als auch bei stenosierten Gefäßen auftreten. Koronarspasmen können zu einer unterschiedlich langanhaltenden transmuralen Ischämie führen, die auch in einen Infarkt übergehen kann [32].

Bei akuter Hypoxie des Herzmuskels geht in der Regel von einer bestimmten Intensitätsstufe an (Häufigkeit, Dauer und Intensität der Anginaanfälle) die Koronarinsuffizienz unmittelbar in eine hämodynamische Herzinsuffizienz über. Diese manfifestiert sich bei intravitaler Beobachtung des Herzmuskels in einer akut auftretenden Dilatation des Herzens [32].

Subendokardiale Narbenbildungen als Folge disseminierter Myokardnekrosen können nur dann zu einer dynamischen Herzinsuffizienz führen, wenn ihre Konfluierung besonders ausgeprägt ist.

Zur Beachtung: Tierexperimentell konnte nachgewiesen werden, daß unter Hypoxiebedingungen subendokardiale, konfluierende Nekrosen über einen Schaleninfarkt bis zum transmuralen Infarkt führen können [12].

Frage 11
Ist der präkordiale Schmerz bei der koronaren
Herzkrankheit der empfindlichste und damit der erste
Indikator einer manifesten Koronarinsuffizienz?

Tierexperimentelle Befunde und neuerdings Beobachtungen während
der therapeutischen Ballonokklusion im Rahmen der transluminalen
Angioplastik am Menschen weisen darauf hin, daß die Vorläufer des
präkordialen Schmerzes eine diastolische und systolische Funktions-
störung des Myokards und Repolarisationsstörungen im EKG sein
können.

Invasive Untersuchungen an Patienten mit einer Koronarinsuffizienz zeigten, daß der pulmonale Kapillardruck als Maß für den linken Vorhofdruck bereits vor dem Auftreten der ersten Symptome ansteigt, d. h., daß die hämodynamischen Veränderungen zeitlich den
subjektiven Beschwerden der Angina pectoris vorausgehen [56, 62].

Während die echte Angina durch die typische Symptomatik und das
Vorliegen einer organischen Gefäßerkrankung charakterisiert wird,
ist die Pseudoangina ein Ausdruck für funktionelle Beschwerden
ohne organischen Befund.

Zum häufigsten Formenkreis der Pseudoangina pectoris zählen:
Effortsyndrom, DaCosta-Syndrom, hyperkinetisches Herzsyndrom,
neurozirkulatorische Dystonie und vasoregulatorische Asthenie.

In Tabelle 2 sind die 10 wichtigsten Parameter zur klinischen Differentialdiagnose des Herzschmerzes bei Angina pectoris vera, Myokardinfarkt und Pseudoangina aufgeführt.

Tabelle 2. Zur Differentialdiagnose des Herzschmerzes. (Nach Michel [38])

Parameter	Angina pectoris vera	Myokardinfarkt	„Funktionelle Herzschmerzen" (DaCosta- oder Effortsyndrom)
Intensität des Schmerzes	stark	sehr stark bis unerträglich, Vernichtungsschmerz, Todesangst	lästig, aber zum Aushalten
subjektive Darstellung des Schmerzes	teils als stark bezeichnet, teils bagatellisiert	wortarm	breit ausschweifend, aggravierend
Dauer des Schmerzes	1–15 min	20 min und darüber hinaus	Sekunden oder stundenlang, mitunter auch über Tage
Verhalten des Schmerzes bei Belastung	Zunahme	Belastung nicht möglich	Besserung
Charakteristik des Schmerzes	beklemmend, krampfend, bohrend, drückend	krampfartig, zusammenschnürend, Vernichtungsschmerz	unbestimmt, dumpf, „Herzstiche"
Lokalisation des Schmerzes	retrosternal (3. und 4. Rippe links), Schultern u. a.	retro-, substernal, ganzer Brustraum, Arme, Abdomen, Schultern, Hals	Herzspitze (punktförmige Angabe)
Auslösung der Beschwerden	Belastung, Aufregung, Ärger, Hetze, Kälte, opulente Mahlzeiten	meist ohne erkennbare äußere Ursache	emotionell („Überforderungssyndrom")
Nitroglyzerineffekt	Besserung, meist prompt	keine Wirkung	unverändert oder Plazeboeffekt (evtl. Kopfschmerzen)
EKG-Veränderungen	nur im Anfall: ST-Senkung	typische Umformungen (evtl. aber erst nach Stunden)	normal oder T-Veränderungen
Enzymanstieg	fehlt (höchstens bei schweren Anfällen gering)	deutlich	fehlt

Die Prognose der KHK wird von solchen Faktoren bestimmt, die das Blutangebot erniedrigen oder erhöhen. Der wichtigste Faktor auf der Angebotseite ist zweifelsohne die pathologische Anatomie der Koronararteriensklerose, da sie eine mehr oder weniger unveränderliche Konstante darstellt.

Je höher der Grad der Stenose, je weiter proximal sie lokalisiert ist und je mehr Gefäße kritisch eingeengt sind, desto schlechter ist die Prognose.

Mit der Einführung der Koronarangiographie in die Klinik wurde die Einschätzung der Prognose auf morphologischer Basis ermöglicht, da die Versuche, den Schweregrad des klinischen Bildes der An-

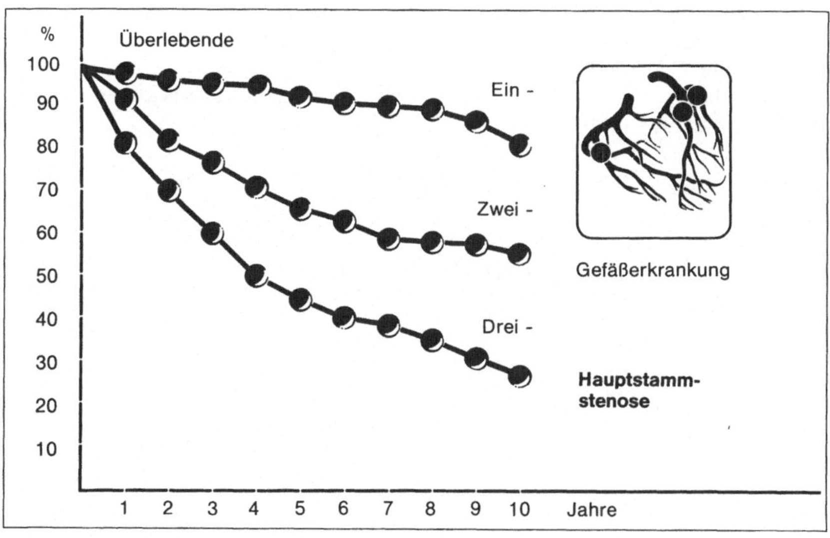

Abb. 16. Prognose der koronaren Herzkrankheit in Abhänigkeit von der Anzahl kritisch stenosierter Koronargefäße

gina pectoris als Parameter zu beurteilen, zu uneinheitlichen Ergebnissen führten.

In Abb. 16 wird die prozentuale Überlebensrate von Patienten mit Ein-, Zwei- und Dreigefäßerkrankungen sowie mit einer Stenose des Hauptstammes veranschaulicht.

Es muß jedoch darauf hingewiesen werden, daß aus morphologischer Sicht nicht nur der Stenosegrad, die Lokalisation und die Anzahl der erkrankten Gefäße, sondern auch die histologische Qualität der Gefäßokklusionen für die Abschätzung der Prognose mitentscheidend ist. In der folgenden Übersicht werden einige Faktoren aufgeführt, die die Prognose der KHK wesentlich mitbestimmen ([59], S. 121):

Übersicht

Prognostische Faktoren

Angebotsseite
Koronarstenosen
– Grad
– Sitz
– Anzahl
– histologische Qualität
Perfusionsdruck
diastolischer Ventrikeldruck
Diastolendauer
O_2-Kapazität und -Sättigung

Bedarfsseite
Kontraktilität
Grundfrequenz
Wandspannung
systolischer Druck
Arrhythmie
Infarktschwielen
Aneurysma
Begleiterkrankungen

Therapie

Allgemeine Vorbemerkungen

Da alle antianginösen Wirkstoffe die einzelnen hämodynamischen und ventrikelmechanischen Parameter, die zu den Hauptdeterminanten des myokardialen O_2-Verbrachs zählen, bei verschiedenen Krankheitsbildern der KHK unterschiedlich und z. T. in entgegengesetzter Richtung beeinflussen können, wurde in der letzten Dekade häufig die Ansicht vertreten, daß aus therapeutischer Sicht der Gesamteffekt auf den myokardialen O_2-Verbrauch entscheidend ist [5].

Diese Ansicht, die vermutlich auf der günstigen Wirkung der β-Blocker bei der Behandlung der stabilen Angina beruht, ist durch die Erkenntnis zu ergänzen, daß es darauf ankommt, durch welche Mechanismen die Abnahme des O_2-Verbrauchs erreicht und ob die O_2-Bilanz auch in den poststenotischen Myokardarealen günstig beeinflußt wird. Gerade diese Erkenntnis führte in der letzten Zeit dazu, daß man in der Behandlung verschiedener Formen der Angina pectoris und ihrer Stadien in steigendem Maße noch differenzierter vorgeht und in erheblichem Maße Kombinationen bevorzugt anwendet.

Dieses Vorgehen wird verständlich, wenn man das Wirkungsprinzip der heute gebräuchlichen antianginös wirksamen Substanzen (Nitroglyzerin, Nitrate, Kalziumantagonisten, β-Blocker) analysiert. Für die einzelnen Medikamente ergibt sich folgendes klinisches Profil:

Nitroglyzerin

Zur Kupierung des Anginaschmerzes ist Nitroglyzerin nach wie vor das Mittel der ersten Wahl.

Nitroglyzerin führt zur Abnahme der Vorlast (Preload) des Herzens als Folge einer Reduktion des venösen Rückstroms mit konsekutiver

Abnahme der Rechtsherzdrücke, Ventrikelvolumina, der Wandspannung und der Herzgröße. Darüber hinaus wird eine Umverteilung des Koronarflusses zugunsten des von akuter Ischämie betroffenen Areals diskutiert sowie ein mäßiger positiv inotroper Effekt an den intakten Herzmuskelfasern angenommen (Abb. 17; [30, 32, 43], S. 289).

Nitroglyzerin ist auch in der Behandlung der instabilen oder Präinfarktangina indiziert. In diesem Stadium soll der Patient mit der Einnahme von Nitroglyzerin nicht geizen. Am effektivsten zeigten sich Nitroglyzerinzerbeißkapseln. β-Blocker sind hier kontraindiziert.

Nitrate

Die organischen Nitrate wirken über eine direkte Erschlaffung der glatten Gefäßmuskulatur gefäßerweiternd. Dabei fällt auf, das nicht nur große segmentale, sondern auch regionale Unterschiede in der Ansprechbarkeit verschiedener Gefäße zu beobachten sind. Diese Unterschiede zeigen sich, wenn die hämodynamischen Veränderungen bei akuter und bei chronischer Applikation verglichen werden. Sie beruhen auf gegenregulatorischen Mechanismen, die funktionell mit der Dauer der Therapie eine zunehmende Bedeutung gewinnen.

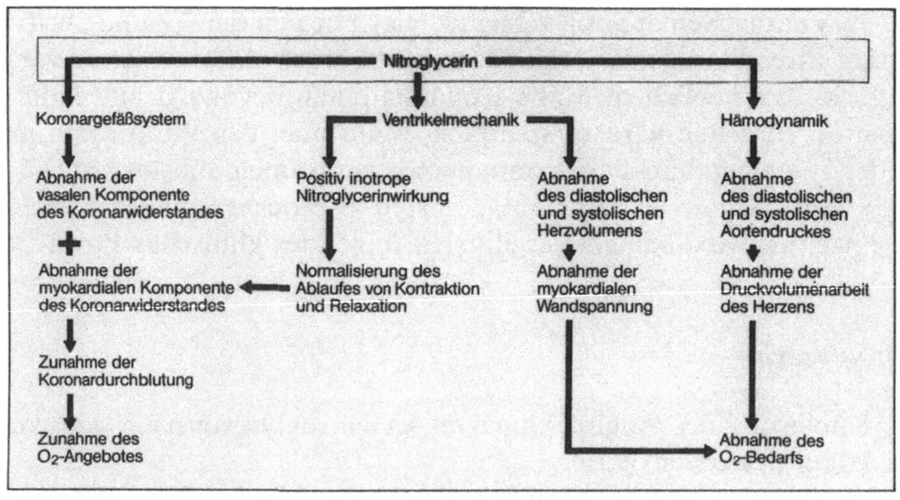

Abb. 17

68

So werden unter der Langzeittherapie mit Nitraten, aber auch mit retardierten Nitroglyzerinpräparaten Toleranzentwicklungen beobachtet, deren praktisch therapeutische Wirkung bis heute nicht vollkommen beurteilt werden kann [40, 49, 51, 60].

Abgesehen von den zahlreichen und ätiologisch unterschiedlichen Faktoren, die eine Quantifizierung der therapeutischen Wirksamkeit organischer Nitrate beeinflussen, spielen die Höhe der Dosis, Dauer der Anwendung, der First-pass-Effekt, die reflektorischen Kreislaufeffekte und psychische Einflüsse eine besondere Rolle.

Gerade diese Beobachtungen und Erfahrungen führten zur häufigen Anwendung einer Kombination aus Nitraten mit anderen koronarwirksamen Substanzen. So hat sich in der Behandlung der stabilen und vasospastischen Angina die Kombination mit Kalziumantagonisten, insbesondere vom Verapamiltyp, bewährt.

β-Blocker

Bei einer klinisch manifesten Koronarsklerose muß man davon ausgehen, daß sie in der Regel mit einer latenten, nicht selten manifesten Linksinsuffizienz einhergeht. Die Abnahme der Kontraktionskraft zählt neben der ischämischen Dysfunktion des linken Ventrikels und den durch Gewebehypoxie ausgelösten Herzrhythmusstörungen zum 3. klinischen Syndrom des ischämischen Symptomenkomplexes [32].

Da die medikamentöse Therapie primär eine Reduzierung der Herzarbeit anstreben soll, führt dieses Postulat bei der Anwendung von β-Blockern oft zu einem echten Dilemma; die durch β-Blockade deutlich herabgesetzte Abnahme der Herzarbeit führt gleichzeitig zu einer klinisch relevanten Zunahme der linksventrikulären Insuffizienz, was sich in einer Steigerung des linksventrikulären enddiastolischen Drucks manifestieren kann. Dies ist um so mehr von Bedeutung, als aufgrund der β-Blockade hier trotz Zunahme des linksventrikulären enddiastolischen Drucks keine Steigerung der Kontraktilität über den Starling-Mechanismus erfolgen kann. Dies bedeutet, daß der unter β-Blockade bei Patienten mit KHK erreichte Leistungszuwachs nicht echt ist, sondern daß er vorwiegend darauf beruht, daß die Herzarbeit durch Reduzierung des O_2-Verbrauchs unter die für die Auslösung des Anginaanfalls kritische Grenze gebracht wird. Darüber hinaus wird gerade der für Anginapatienten erforderliche adrenerge Antrieb zur Erhaltung der Myokardfunktion ausgeschaltet, was vielen Patienten zum Verhängnis werden kann [32].

Im Zusammenhang damit sollte darauf hingewiesen werden, daß eine durch β-Blockade induzierte Herzinsuffizienz auf Digitalis schlecht anspricht.

Die Problematik der β-Blockade in der Behandlung der Angina pectoris wird deutlich, wenn man sich den Wirkungsmechanismus der β-Blocker auf die vaskulär-peripheren und auf die spezifischen kardialen β-Rezeptoren veranschaulicht (Abb. 18).

Ein Risiko ergibt sich aus den Erfahrungen der letzten Jahre, daß β-Blocker-induzierte Koronarspasmen nicht selten auch bei stabiler Angina zu beobachten sind, denn β-Blocker erhöhen bekanntlich den Koronartonus. Daran sollte bei der Verordnung von β-Blockern bei Patienten mit nachweisbarer KHK gedacht werden, und ihre Anwendung sollte unter strenger Indikationsstellung erfolgen.

Obwohl β-Blocker unbestritten sowohl in der Koronar- als auch in der Arrhythmietherapie ihren Platz haben, trat an die Stelle der Angina pectoris als primäre Indikation für diese Pharmaka der arterielle Hochdruck.

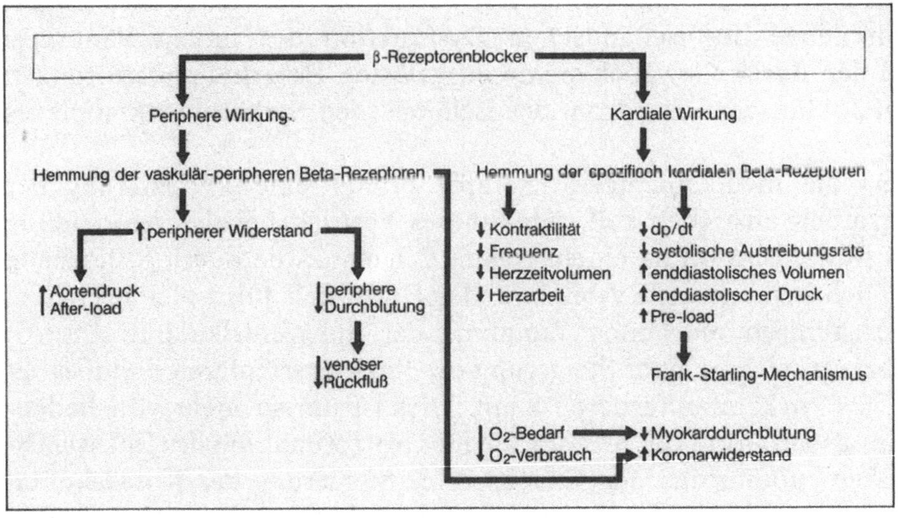

Abb. 18

70

Kalziumantagonisten

Das gemeinsame Wirkungsprinzip dieser Wirkstoffgruppe beruht auf einer dosisabhängigen Hemmung des Kalziumeinwärtsstroms in die Zellen des Myokards und der glatten Muskulatur der großen arteriellen Gefäße.

In bezug auf die Spezifität der kalziumantagonistischen Wirkung unterscheidet man eine Gruppe mit hoher (A) und eine Gruppe mit geringerer (B) Effektivität.

Zur Gruppe A zählen:

- Verapamil,
- Gallopamil,
- Nifedipin,
- Diltiazem.

Zur 2. Gruppe B zählen:

- Prenylamin,
- Fendilin,
- Perhexilin.

In der Behandlung der KHK werden heute vorwiegend Substanzen der Gruppe A angewendet. Aber auch Substanzen dieser Gruppe weisen unterschiedliche pharmakodynamische Effekte auf, die aus klinisch-therapeutischer Sicht von Bedeutung sind. Aufgrund ihres spezifischen Profils können die Vor- und Nachteile einzelner Substanzen für eine Monotherapie und ihre Eignung für eine kombinierte Therapie mit anderen Substanzen beurteilt werden.

Verapamil
Verapamil gilt als Prototyp dieser Wirkstoffgruppe, da es die fundamentalen Grundwirkungen eines hochwirksamen spezifischen Kalziumantagonisten besitzt: es wirkt antianginös, antiarrhythmisch, antihypertensiv und kardioprotektiv.

Die therapeutische Wirksamkeit von Verapamil bei KHK ist komplexer Natur, indem meist mehrere Wirkungskomponenten ins Spiel kommen:

– Es dämpft unmittelbar den oxidativen Tätigkeitsstoffwechsel des
  Myokards durch Reduzierung des transmembranären Kalziumeinwärtsstroms und führt dadurch zur Einschränkung des Kalzium-
  abhängigen myokardialen ATP-Verbrauchs. Der Ruhestoffwechsel
  der Zellen bleibt unbeeinflußt.
– Der myokardiale O_2-Bedarf wird infolge einer arteriellen Druck-
  entlastung im großen Kreislauf indirekt gesenkt (Abnahme der
  Nachlast des Herzens).
– Es steigert die O_2-Zufuhr zu den ischämisch gefährdeten Myokardarealen infolge Verbesserung der koronaren Durchblutung am
  richtigen Ort, d. h. durch Dilatation von Kollateralen und Anastomosen sowie der noch kontraktionsfähigen glatten Muskelfasern
  exzentrisch stenosierter großer extramuraler Koronararterien.
– Darüber hinaus wirkt Verapamil kardioprotektiv, indem es das
  ischämische Myokard vor zusätzlichen Schäden schützt. Es verhindert oder verringert die intrazelluläre Überladung mit Kalziumionen in Streßsituationen und die Entstehung subendokardialer
  Myokardnekrosen, die zum transmuralen Infarkt konfluieren können. Dadurch wird die Ischämietoleranz beträchtlich erhöht [12].
– Verapamil ist imstande, Koronarspasmen bei vasospastischer Angina pectoris vollständig zu beseitigen, desgleichen den bei digita-
  lisierten Patienten erhöhten Koronartonus zu senken [13, 36].
– Verapamil wirkt im selben Dosisbereich auch antiarrhythmisch
  und zwar direkt durch Unterbrechung kreisender Erregungen und
  indirekt durch Beseitigung ischämiebedingter ektopischer Erregungen. Die normale Herzfrequenz bleibt unverändert oder wird leicht
  gesenkt.

Ein weiterer Effekt von Verapamil ist bislang nur im Tierexperiment
erwiesen: es ist die Möglichkeit, Kalzinosen verschiedener Genese
(Mönckeberg-Mediasklerose, diabetisch induzierte Katarakte) im
Sinne einer antikalzinotischen Vasoprotektion zu verhüten. So konnte
eine vorzeitige arterielle Kalzinose bei Hypertonie, Nikotinverabrei-
chung und Alloxandiabetes durch Verapamil verhindert werden. Zur
Zeit laufen verschiedene klinische Langzeitstudien zur Klärung der
Frage, ob diese Wirkung auch beim Menschen hinsichtlich einer anti-
arteriosklerotischen Gefäßprophylaxe nachweisbar ist. Eine retro-
spektive Studie an Patienten nach PTCA oder Bypassoperation hat
Hinweise auf eine Regression von Koronarstenosen bzw. auf eine
verminderte Progression erbracht [24a].

72

Gallopamil

Gallopamil ist den Kalziumantagonisten vom Verapamil-Typ zuzuordnen.

Untersuchungsergebnisse über die Beeinflussung der zentralen und peripheren Hämodynamik sowie der regionalen Kontraktilität in den poststenotischen Myokardarealen ergaben folgendes Profil von Gallopamil:

- Die Nachlast des Herzens nimmt bei unveränderter Vorlast signifikant ab.
- Die kardiodepressorische Wirkung wird bei reduzierter Funktion des linken Ventrikels durch die Abnahme der Nachlast – gleich wie bei Verapamil – weitgehend ausgeglichen, so daß die linksventrikuläre Leistung praktisch unverändert bleibt.
- Die Kontraktilität in den poststenotischen Myokardarealen wird infolge einer günstigen Beeinflussung der gestörten O_2-Bilanz in den meisten Fällen verbessert oder bleibt unverändert.
- Die Wandspannung und der linksventrikuläre O_2-Verbrauch nehmen signifikant ab [53].

Entsprechend diesen Befunden sind auch die klinischen Erfahrungen in der Behandlung der KHK mit Gallopamil:

1. Die Häufigkeit der Anginaanfälle und damit des Nitroglyzerinverbrauchs wird signifikant verringert.
2. Die Belastbarkeit der Patienten steigt wesentlich an.

Nifedipin

Nifedipin besitzt i. allg. alle Eigenschaften spezifischer Kalziumantagonisten bis auf die antiarrhythmische Wirksamkeit.

Neben einer ausgeprägten Abnahme des peripheren arteriellen Widerstands und damit der Nachlast führt Nifedipin auch zu einer Senkung des Pulmonalarteriendrucks und so zu einer gewissen Abnahme der Vorlast des Herzens. Zunächst wurde daher die Anwendung von Nifedipin als Zerbeißkapsel auch zur Kupierung von Anginaanfällen empfohlen, die Wirksamkeit erwies sich jedoch erheblich schwächer als die von Nitroglyzerin. Nach Gabe von Nifedipin kommt es häufig zu einer reaktiven Herzfrequenzerhöhung, die physiologisch nicht kompensiert werden kann, so daß sich die zusätzliche Gabe eines β-Blockers empfiehlt. Damit wird jedoch die sympathische Regulation ausgeschaltet und die negativ inotrope Eigenwirkung des Kalziumantagonisten kann in den Vordergrund treten.

Diltiazem

Diltiazem steht in seinen pharmakologischen Eigenschaften dem Verapamil nahe. Es hat neben seiner Wirkung auf das Myokard und die peripheren und Koronargefäße auch ausgeprägte Effekte auf das Erregungsbildungs- und Erregungsleitungssystem. Die Wirkung auf die Grundfrequenz des Herzens ist stärker ausgeprägt als beim Verapamil. Diltiazem ist zur Behandlung der vasospastischen und der stabilen Belastungsangina geeignet.

Kombinationstherapie

Man rückt zunehmend von der Forderung ab, für die KHK unbedingt eine hochdosierte Monotherapie anzustreben. Auch in der Arrhythmietherapie kann eine sinnvolle Kombinationstherapie oft mehr erreichen als eine Monotherapie mit hohen Dosen. Bei der KHK kommt hinzu, daß sie häufig mit Arrhythmie, Hypertonie und/oder myokardialer Dysfunktion vergesellschaftet ist.

Für die Langzeitbehandlung bei der KHK werden heute im wesentlichen 3 Wirkstoffe eingesetzt, deren Wirkungsmechanismus gut definiert ist: organische Nitrate, Kalziumantagonisten und β-Blocker.

Die in der jüngsten Vergangenheit beträchtlich erweiterten Erkenntnisse zur Pathophysiologie und Klinik der verschiedenen Formen und Stadien der KHK haben verständlich gemacht, warum bei manchen Patienten mit ischämischer Herzkrankheit mit einer Monotherapie keine ausreichende Besserung erzielt werden konnte. Die Kombination der vorausgehend aufgeführten Wirkstoffe ermöglicht hier einer Vielzahl von Patienten eine Optimierung des Therapieergebnisses bei geringerer Substanzbelastung. Wünschenswert wäre die freie Kombination verschiedener Wirkstoffe in individueller Dosierung, jedoch ist dies für die ärztliche Praxis eine meist unrealistische Forderung. Fixkombinationen geeigneter Partner – besonders sinnvoll erscheinen Kombinationen von Nitraten mit frequenzsenkenden Kalziumantagonisten, z. B. Verapamil, ermöglichen eine für viele Patienten zufriedenstellende Behandlung. Bewährt hat sich auch die Kombination von Nifedipin mit β-Rezeptorenblockern.

Im Vordergrund der Therapie steht immer die Verbesserung der klinischen Symptomatik und der Lebensqualität, d. h. die Beseitigung oder zumindest deutliche Reduzierung der pektanginösen Beschwerden und die Erhöhung der Belastbarkeit des Koronarpatienten. Die in den letzten Jahren durch verbesserte diagnostische Verfahren, insbesondere die Auswertung der ST-Veränderungen im Langzeit-EKG, in ihrer Bedeutung erkannten stummen Myokardischämien zu beseitigen, muß ebenfalls Ziel der Therapie sein. Dazu kommt das Bestreben, durch kardioprotektive und vasoprotektive Maßnahmen Myokardinfarkte zu verhüten.

Kalziumantagonist (Verapamil-Typ) plus Nitrat
In dieser Kombination, in der im Vergleich zur jeweiligen Monotherapie niedrige bis mittlere Dosen von ISDN und Verapamil ausreichen[1], ergänzen sich sinnvoll die vor- und nachlastsenkenden Effekte. Der Anstieg der Herzfrequenz bei Belastung ist geringer ausgeprägt. Die herzfrequenzsteigernde Wirkung des Nitrats wird durch Verapamil antagonisiert. Eine Toleranzentwicklung ist bei der vorgegebenen Tagesdosis nicht zu erwarten [40a]. Der häufige Nitratkopfschmerz ist in der Kombination mit Verapamil selten.

Die beschriebene Fixkombination ist auch im Hinblick auf den älteren Patienten geeignet, bei dem Complianceprobleme bestehen: einerseits wird die Zahl der Medikamente, die er einnehmen muß, verringert, andererseits ist auch bei langfristiger Einnahme eine wirksame, gut verträgliche Therapie gewährleistet.

Kalziumantagonist (Nifedipin-Typ) plus β-Blocker
Hier handelt es sich ebenfalls um eine sinnvolle Kombination, die insbesondere bei der Behandlung der stabilen Belastungsangina gegenüber der Monotherapie mit dem Kaziumantagonisten Vorteile bringt. Durch Zugabe des β-Blockers lassen sich reflektorische Frequenzsteigerungen, als deren Folge es sogar zu pektanginösen Anfällen kommen kann, antagonisieren.

---

[1] Im Handel als Stenoptin, Fa. Knoll.

Literatur

1. Bachmann K (1975) Grenzen der diagnostischen Möglichkeiten Verh Dtsch Ges Kreislaufforsch 41:66–73
2. Beckser HJ (1981) Therapie der koronaren Herzkrankheit (Vortrag am Kongress der International Society and Federation of Cardiology, London, 29.–31. Oktober)
3. Berger RL, Stary HC (1971) Anatomie assessment of operability by the saphenous-vene bypass operation in coronary artery disease. N Engl J Med 285:248–252
4. Blasini R et al. (1982) Gibt es eine Toleranzentwicklung bei oraler Langzeitbehandlung mit Nitraten? (Vortrag a. d. 88. Tagung der Dtsch. Ges. f. Inn. Med., Wiesbaden, April 1982)
5. Bleifeld W (1974) Physiologische Grundlagen der medikamentösen Therapie der Koronarinsuffizienz. Inn Med 12:100–109
6. Blumgart HL (1947) Dequesten of "spasm" of the coronary arteries. Am J Med 2:1295
7. Bozowich LJ (1973) Physiologie der Koronardurchblutung. (Orig. Titel: Fiziologija koronarne cirkulacije.) In: Sivacki (Hrsg) Angina pectoris, Bd II. Zagreb, Gorenski Tisk, S 101–127
8. Daniel W et al. (1984) Vortrag. In: Althaus U (Hrsg) International Symposion on Calcium-antagonism. Univ Med Verlag, Frankfurt
9. Demany W et al. (1967) Correlation between coronary arteriography an the postexercise electrocardiogramm. Am J Cardiol 19:526
10. Dietrich EB et al. (1967) Surgical significance of angiographie patterns in coronary artery diseases. Circulation [Suppl I] 35/36, 155:162
11. Droste C, Roskamm H (1983) Experimental pain measurement in patients with asymptomatic myocardial ischemia. J Am Coll Cardiol 1
12. Fleckenstein A (1971) Pathophysiologische Kausalfaktoren bei Myokardnekrosen und Herzinfarkt. Wien Z Inn Med 52 3
13. Fleckenstein A, Fleckenstein-Grün G (1977) Zur kombinierten Anwendung von Herzglykosiden und Ca^{++}-Antagonisten. Arzneimittelforsch (Drug Res) 27 3a; 736–742
14. Fleckenstein-Grün G et al. (1984) Spezifische Wirkungsmuster von Kalziumantagonisten bei der Neutralisation von Koronarspasmen. Z Kardiol [Suppl 2] 73:71–78
15. Freudenberg H, Lichtlein PR (1981) Das normale Wandsegment bei Koronarsklerose – Eine postmortale Studie. Z Kardiol 70:863
16. Hauss HW, Hülsing GJ, Gerlach U (1968) Die unspezifische Mesenchymreaktion. Thieme, Stuttgart New York

17. Heberden W (1972) Some acount of a disorder in the heart, vol 2. Medical Transactions College of Physicians, London, pp 59–67
18. Hegemann G (1970) Chirurgische Behandlung der Koronarsklerose. Therapiewoche 20/38:2173
19. Hellige G (1981) Koronardurchblutung. In: Krayenbühl HP, Kübler W (Hrsg) Kardiologie in Klinik und Praxis, Bd I. Thieme, Stuttgart New York, S. 8.1, 8.11, 8.12
20. Hoberg E, Schwarz F, Kübler W (1987) Stumme Ischämien bei Angina pectoris. Dtsch Med Wochenschr 112:1197
21. Hort W et al. (1977) Postmortale Untersuchungen über Lokalisation und Form der stärksten Stenose in den Koronararterien und ihre Beziehung zu den Risikofaktoren. Z Kardiol 66:333
22. Kaltenbach M, Lichtlen PR (1971) Coronary heart disease. Thieme, Stuttgart New York
23. Kessler H (1980) Langzeitstudie mit Stenoptin in der Allgemeinpraxis. Med Welt 31/4:149–151
24. Kirk ES, Honig CR (1964) An experimental and theoretical analyses of myocardial tissue pressure. Am J Physiol 207:361
24a. Kober K et al. (1986) Langzeittherapie mit Kalziumantagonisten. Kassenarzt 9:36–42
25. Krebs R (1970) Über die Beteiligung des basalen Sauerstoffverbrauchs, der Aktivierung des Myokards sowie der hämodynamischen Parameter am gesamten Sauerstoffverbrauch des Herzens. Klin Wochenschr 48/13:767–776
26. Kübler W (1981) Klinik der koronaren Herzkrankheit-Angina pectoris. In: Krayenbühl HP, Kübler W (Hrsg) Kardiologie in Klinik und Praxis. Thieme, Stuttgart New York, Bd II, S 42.1, 42.4
27. Kuschinsky G (1974) Wie zuverlässig sind Nitrate zur Behandlung der Angina pectoris? Dtsch Ärztebl 71:1231
28. Lewis T (1931) Angina pectoris associated with high blood pressure its relief by amylnitrite with a note Nothnagel's syndrome. Heart 15:305
29. Lichtlen PR (1971) The hemodynamics of clinical ischemic heart disease. Ann Clin Res 3:333–343
30. Lichtlen PR (1972) Zur Therapie der Angina pectoris in heutiger Sicht. Kreislaufforsch 61/3119
31. Lichtlen PR (1976) Coronary spasm during angiographie. In: Coronary angiographie and angina pectoris. Thieme, Stuttgart New York
32. Lichtlen PR (1980) Diagnostik und Therapie der instabilen Angina pectoris. Internist (Berlin) 21:636
33. Lüdingshausen M (1981) Verteilungsmuster und Verkalkungsherde der Herzkranzarterien und ihre Beziehung zu den Arterien des Sinus- und Atrioventrikularknotens. SM 4:10
34. Lydtin H (1975) Medikamentöse Therapie der koronaren Herzkrankheit. Niedersächsisches Ärztebl 13:453
35. Marzilli M et al. (1980) Some clinical considerations regarding the relation of coronary vasospasm to coronary arteriosclerosis – A hypotetical pathogenesis. Am J Cardiol 45:882
36. Maseri A et al. (1975) Coronary artery spasm as a cause of acute myocardial ischemia in man. Chest 68:623
37. Mehmel HC (1988) Die stumm verlaufende Ischämie am Herzen. Dtsch Med Wochenschr 113/8:303–305
38. Michel D (1983) Herz und Kreislauf. In: Platt D (Hrsg) Handbuch der Gerontologie. Fischer, Stuttgart

39. Needleman P (1970) Tolerance of the vascular effects of glyceriltrinitrate. J Pharmacol Exp Ther 171:98

40. Noack E (1982) Zur Pharmakologie der Therapie mit organischen Nitraten. (Vortrag a. d. Kongress der International Society and Federation of Cardiology, London, 29–31 Oktober)

40a. Parker JO et al. (1987) Effect of intervall between doses on the development of tolerance to isosorbide dinitrate. N Engl J Med 316 (23):1440–1944

41. Pozenel H (1981) Ergometrische und klinische Befunde unter der Therapie der koronaren Herzerkrankung mit Isosorbiddinitrat und Verapamil. Med Welt 24/81:2–12

42. Rafflenbeul W, Lichtlen PR (1982) Zum Konzept der dynamischen Koronarsklerose. Z Kardiol 71:439–444

43. Riecker G (1982) Klinische Kardiologie, 2. Aufl. Springer, Berlin Heidelberg New York, S 284, 285, 287, 289, 297, 299

44. Riecker G (1982) Aktuelle Probleme der Pathogenese und Therapie verschiedener Schockformen in der Inneren Medizin (Symposium). Verh Dtsch Ges Inn Med 77:1249

45. Roskamm H (1972) Indikationen zur Koronarangiographie. Herz Kreisl 4:315

46. Roskamm H (1982) Koronarerkrankungen. In: Roskamm H, Reindell H (Hrsg) Herzkrankheiten. Springer, Berlin Heidelberg New York, S 907–908

47. Ross R, Jr (1981) Funktion des Herzens bei aktuter und chronischer Belastung. In: Krayenbühl HP, Kübler W (Hrsg) Kardiologie in Klinik und Praxis, Bd I. Thieme, Stuttgart New York, S 31.2

48. Ross R, Glosmer J (1976) The pathogenesis of arteriosclerosis. N Engl J Med 295:369

49. Schapper J (1977) Kollateralen im Koronarkreislauf. Med Forum 1/4:85

50. Schapper W (1981) Messung der Koronardurchblutung. In: Krayenbuhl HP, Kübler W (Hrsg) Kardiologie in Klinik und Praxis, Bd I. Thieme, Stuttgart New York, S 27.1

51. Schlesinger HJ, Zoll PM (1941) Incidence of localisation of coronary artery occlusions. Arch Pathol 32/178:188

52. Schulz W, Kober G (1981) Koronare Herzkrankheit. DIA 7:31–50

53. Sesto M (1983) Die Wirkung von Gallopamil auf die zentrale und periphere Hämodynamik bei Patienten mit koronarer Herzkrankheit. In: Kaltenbach M, Hopf R (Hrsg) Gallopamil – Pharmakologisches und klinisches Wirkungsprofil eines Kalziumantagonisten. Springer, Berlin Heidelberg New York Tokyo

54. Sesto F, Ivancic R (1983) Koronartherapeutika und myokardialer Sauerstoffverbrauch. Therapiewoche 33:4597–4603

55. Sigel H et al. (1983) Elektrokardiographie in der Differentialdiagnose des Brustschmerzes. SM 6/3

56. Sigwart U (1982) Die Katheterdilatation von Koronararterienstenosen (transluminale Plastik). Intern Welt 7:220

57. Spiel R, Enenkel W (1977) Objektivierung der koronaren Herzkrankheit und koronartherapeutischen Interventionen. Geriatrie 7/6:295

58. Spiller P (1980) Diagnose der Prinzmetal-Angina. Dtsch Med Wochenschr 105:499–501

59. Stolte M (1981) Anatomie und Pathologie der Koronararterien. Perimed, Erlangen, S 57–65, 70, 76, 77

60. Strauer BE (1975) Dynamik, Koronardurchblutung und Sauerstoffverbrauch des normalen und kranken Herzens. Experimentell-pharmakologische Untersuchungen und Herzkatheterstudien am Patienten. Karger, Basel

61. Thadani U et al. (1982) Oral isosorbide dinitrate in angina pectoris: Comparisson of duration of action and dose-response relation during acute and sustained therapy. Am J Cardiol 49:411–419
62. Vlodawetz Z, Edwards JE (1971) Pathology of coronary arteriosclerosis. Prog Cardiovasc Dis 14:256
63. Waters U et al. (1977) Early changes in regional and global left ventricular function induced by graded reductions in regional coronary perfusion. Am J Cardiol 39:573
64. Wenkebach KF (1924) Angina pectoris. Perles, Wien
65. Yasue H et al. (1979) Circadian variation of exercise capacity in patients with Prinzmetal's variant angina: Role of exercise induced coronary arterial spasm. Circulation 59:938